# 客に選ばれる薬局づくり

### 地域で活躍する "次世代薬剤師" へのエール

患医ねっと代表
## 鈴木 信行

薬事日報社

## 患者としての薬局・薬剤師への思い

身体障がい者として生まれ，20歳で精巣がん，46歳で甲状腺がん。

生まれてからずっと医療のお世話になる人生を歩んできました。大学3年の時に抗がん剤を使った私は，薬に興味を持ったため，卒業後の私は製薬企業の研究所で13年間にわたり勤めました。その間，周囲にいる薬剤師の資格を持った皆さんの有能さにはとても驚かされるとともに，心強く思っていました。しかし，率直にいうと，患者として調剤薬局を利用する立場からみたときに，その薬剤師の本来持つ高いスキルを感じられないのです。

その理由を考えました。

多くの方の意見を聞き，たくさんの薬局を回り，勉強会やイベントを行い，多分患者としては，日本で一番多くの薬剤師と出会った人間ではないかと思うぐらい，見聞きしました。その結果，調剤薬局の薬剤師の能力が不足しているのではなく，それを活かす術を得る機会が十分でないのだと。だから，薬局や薬剤師を活かすために活動しています。

## 薬局経営者への期待

何人もの薬局経営者とも話をしました。

私自身，製薬企業を辞めたのちは，カフェを経営していました。

その経験から思うのは，薬局経営者の多くは経営を学ぶ機会が少ないということです。

理念をもち，それをコンセプトに落とし込み，年度計画を作り，スタッフを育成し，客にそれを広め，ファンを作り，顧客を獲得し，理念を実現させるという，飲食業などの経営者が学ぶような知識を得る機会がないのです。

診療報酬に頼る経営，売り上げや経費などの数値しか追わないコンサルタント，同業者同士でしか経営をディスカッションする場がない現実。

この環境の中で，風当たりが強くなりつつある調剤薬局が生き残れるはずはありません。

薬局経営者への期待。それは，理念を実現させるスキルを学び，実現させてほしいということです。

## 答えはあなたの頭の中だけにある

　薬局が本来の役割を果たすと，日本の医療の仕組みが変わると私は考えています。

　現状，体調が悪くなった方は，すぐに医師を受診してしまいます。そうではなく，かかりつけの薬局があり，まずはそこに相談する。受診の必要性の有無を薬剤師が振り分け，受診勧奨された場合のみに，クリニックへ行く。その場合も，的確な医療機関や診療科を薬剤師とともに選び，無駄な受診は減らす。

　このことにより，薬局はファンビジネスができ，理念の実現に近づきます。患者は効率的に医療機関にかかることができ，かつ自分の生活全般を把握している薬剤師の支援を受けられます。そして，国の医療費の削減にもつながることでしょう。そのために具体的に何をするのかは十人十色。薬局の数だけあってよいはず。やることの答えは，あなたの頭の中にしかありません。

## これからの薬局の展望

　経営者は明るい未来を語るべきです。薬剤師の仕事はAIに奪われるものではありません。薬局・薬剤師の新しい役割，仕事があるのです。薬局の存在が国に脅かされるのではありません。薬局の本来の役割が築き上げられるのです。

　あなたの薬局が，街の中で輝く存在になっている。必要不可欠な店になっている。処方箋が集まるのではなく，地域に住んでいる人たちや通りがかりの人が集まっている。

　そう，新しい価値観を持った薬局が，これからの時代を牽引する健康拠点になりえるのです。それはどんな店なのでしょうか？　いや，もしかすると店という範疇ではないのかもしれません。いまでは想像もつかないような分類が必要なのかもしれません。10年前にスマホがなかったように，20年前にインターネットがこれほど普及していなかったように，10年後，20年後には，新しい言葉や道具などとともに，薬局の存在価値が大きく高まっていることでしょう。

　ぜひ，あなたにその一翼を担ってほしいと，私は期待しています。

2020年1月　鈴木 信行

# 目 次

はじめに  3

## ❧ *1* 薬剤師の使命と患者の役割

患者としての私  9 ／かかりつけ薬剤師に救われた私  11 ／健康な生活を確保するのが薬剤師の原点  13 ／患者を育てるという発想  15

> 実例紹介  つるさん薬局
> 患者への対応を優先させるために，経営者として次々に戦略を実践する  17

## ❧ *2* 患者が求める薬剤師とは？

患者が知らない薬剤師の技能  23 ／患者の驚くような服薬の実態  24 ／お薬手帳を最大限に活用した人生観の表出法  26 ／病院薬剤師への期待  35

> 実例紹介  フリー薬剤師本舗  溝呂木俊介さん
> 新しい発想で薬剤師の活躍の場を創る  37

## ❧ *3* 薬局への期待

顔のわかる関係を目指す  43 ／名刺を患者に渡す  45 ／薬局を個性あふれる健康支援拠点に  46 ／理念を明確にする  47 ／理念を具体的言動に変えていく  49 ／理念を形にし，客に視覚的に示す  51 ／感激を提供できる店を目指す  53 ／スタッフを客が選べるようにする  55

> 実例紹介  吉田　聡さん
> 薬局内に留まらずに積極的に街に飛び込む経営者  57

## ❧ *4* スタッフとともに薬局を育てる

ターゲットを絞る  63 ／スタッフが辞めない会社の特徴  66 ／会社の理念を熱く語る  68 ／経営者として発信する情報は可視化する  70 ／スタッフの1年後の成長をイメージする  72 ／具体的言動に対する客からの評価を得る  74 ／募集広告を見直す  75

> 実例紹介  小嶋夕希子さん（田原町薬局）
> 理念を実践できるスタッフとは，一緒に薬局を作る家族のような関係性  77

## *5* 患者に着目され初来店を促すコツ

お客を増やすための基本的な考え方　83／店頭の作り方や見せ方の工夫　85／ウェブやSNSに理念を示す　87／地域に顔を出すのも仕事　90／提案書の書き方　92／理念につながる活動を実践する　94

実例紹介〉　一般社団法人　薬局支援協会（竹中孝行さん）
先駆的な取り組みで薬局を社会に発信し続ける　97


## *6* 客をファンに育て再来店を促すコツ

再来店動機に関する考え方　103／再来店を促す戦略　104／店内の作り方や見せ方の工夫　106／生活をとらえ，情報を共有する　107／挨拶と声掛けなどの言動はしっかり指導　109／客が理念をとらえているかを調査する　111／巻き込まれた客が店を変えていく　113／客を広告塔にしていく　115

実例紹介〉　コトブキ薬局横須賀店
客をリピートさせるには，感動させるという意識から　117


## *7* 診療報酬以外に収益源を確保する

診療報酬が下がる現実と未来の現実　123／迫られている多角経営か売却か　125／ブランド戦略を推進し，客の記憶に残す　127／多角化により客単価を上げる　129／経営者は頭脳の比重を増やす　131／スペースの有効活用　133／多角経営の先にはセルフメディケーション社会を　135／電子化は数年後の技術　136

実例紹介〉　綾心
カフェ併設型漢方薬局で女性の強い味方に特化した経営を　137


## *8* 地域に出て薬局・薬剤師の活躍の場を広げる

地域に出るとは？　143／医療と福祉を語る会　143／ペイシェントサロン協会　145／ペイシェントボイスカフェ　147


おわりに　149

# *1*

# 薬剤師の使命と
# 患者の役割

患者自身が主体的になり，自らが医療者とともに病気に向き合う「患者協働の医療」。そのためには意識変容が必要となっている現状。そこには「患者教育」という薬剤師に与えられた大きな使命がある。

# 患者としての私

　大学3年の頃。電子工学を学んでいた私は，就職活動がはじまる少し前に，初めてのがんに罹患しました。その後，3か月にわたる入院生活と手術，抗がん剤による治療は，私に医療への興味を沸かせてくれました。

　医療現場には，私が知らなかったことがたくさんありました。たとえば，ベッドサイドで電子音が鳴り続ける医療機器。そのストレスは多大であり，なんと患者視点に乏しい設計の機器であるかと思いました。また，目の前にいる医師に，自分の希望なんて口にできない。言われるがままに粛々と受けるしかない治療。がんそのものは痛くもなんともないのに，そのがんを治療するために投与する抗がん剤が体内に入ると始まる激しい副作用。なんのために治療しているかさえわからなくなる現実。

　このような経験から，医療に興味を持った私は製薬企業に入社しました。その研究所には薬剤師の資格を持った研究員が大勢いました。なんと博識で有能なことでしょうか。薬剤師の技量を見せつけられた時間でした。

　それから20余年が過ぎ，寛解を望めない甲状腺がんに罹患しました。いまの私は甲状腺ホルモンの摂取が必要であり，薬局の存在はとても大切です。欠かすことができない存在だと言えます。それは単に薬を供給してくれる店ということではありません。私の生活を把握し，人生をともに歩んでくれる医療者がいて，甲状腺に関すること以外も気軽に相談でき，自分の健康を維持するために必要な存在としての薬局・薬剤師が，私に欠かせないのです。

　そのような薬局をもっと日本に広めたいと考えています。だからこそ，もっと市民から認識され，活躍できる地域を作っていきたいのです。

　薬局経営者としてのあなたの力を，貸していただけませんか？

　あなたが，地域の人たちにとって，不可欠な薬局を経営してくれることにより，多くの方が救われるのです。

　いま，医療の環境は変わりつつあります。がんの治療をすれば病棟に薬剤師がいて，患者に対面するようになりました。病院の門前が多かった薬局も飽和状態になり，面を意識し，地域に出ていくことが必要とされるようになりました。

製薬企業を退社した私は，患者の立場から，病院職員向けの研修や製薬企業での講演などを仕事にして活動するようになります。患者の側から医療の仕組みを学ぶ機会に恵まれたと言えます。

　そこで感じたことは，薬局の無限な可能性です。すぐれたスタッフに恵まれ，資金的にも少しはゆとりがあり，薬局という場所がある。単に薬を患者に渡す場所ではない。経営者が，自分の夢を実現させるには十分すぎるほどの原資があると私は考えます。

　しかし，残念なことに，研修や講演に参加する薬局経営者と話をしても，その可能性に気づいている方が多いとは言えません。多くの方は，薬局が大きく変わる必要性は感じているようです。しかし，どう変わるかと言うと，在宅やOTCなど，異口同音の言葉が出てきます。

　そもそも，経営者は，この薬局という場を使って，何を実現させたいのだろう。それがなかなか見えないのです。


　薬局が活躍するこれからの日本は，いまとは医療の仕組みが変わるのです。いまの薬局業界は，チャンスを迎えています。正確な言い方をすれば，個々の薬局・会社が考える理念に沿って，柔軟な経営方針に基づき，先駆的な取り組みを行い，他業界から学ぶ姿勢があれば，成功する可能性がとても高いと言えるのです。


　他の業界から学ぶ。

　私がカフェを経営して成功したのは，なんといっても他業界で培った思考と，他業界の多くの仲間の力によるものです。

　薬局の経営者も同じです。他業界からの視点，客からの目線をもっと生かすことで，薬局がもっと価値ある存在になってほしい。そして，薬剤師が患者からの期待に応えうる職種として活躍する社会にしたい。私は，そう考えています。

　利益の出し方として，診療報酬に頼らない，つまり国の制度に振り回されない経営にすべきです。私のカフェが，1杯500円のコーヒーで勝負し続け，成功させたように。

# かかりつけ薬剤師に救われた私

甲状腺がんで甲状腺ホルモンの服薬が欠かせず2～3か月ごとに通院している私には，かかりつけ薬剤師がいます。他の疾患でも，処方箋が出された際には，できるだけこの薬局に行くようにしています。自宅からも病院からも結構離れているのですが，オフィスの近くにあるので，出勤途中に薬を受け取れるというメリットも感じています。

甲状腺がんで通院している病院の近くには，門前薬局が数店ありますが，興味がわきません。正確に言えば，各店の違いや特色がわからず，選びようがないのです。

では，どうやってかかりつけ薬剤師を選んだのでしょう？

甲状腺がんが発症したのは3年前の46歳のとき。その頃，私が主催している医療の勉強会に熱心に通ってくる薬剤師がいました。聞けば，閉店後や休日には様々な勉強会に参加していると言います。人柄もよく，私の仕事も理解してくれています。

甲状腺がんが発症し，甲状腺を切除した私は，かかりつけの薬剤師を決めたいと考えていました。そこで，日ごろから顔の見える関係を築いていた彼を選ばせていただきました。かかりつけ薬剤師にしようと決めてから，はじめて彼の薬局へ行きました。つまり，薬局ではなく，街で，かかりつけ薬剤師に出会ったのです。

かかりつけ薬剤師として選ばせていただいて以降，彼からの情報提供にはいつも助けられています。甲状腺がんに関するわかりやすい資料を無償で提供していただきました。聞けば，主な疾患の冊子や資料を揃えているとのこと。また，検査項目などについても，わかりやすく説明していただきました。検査値の意味や薬効機序など，オリジナルの説明書を作成しているのです。口頭説明が多い薬局とは違い，見た目でもわかりますし，しばらくの間はお薬手帳に挟んでおき，自分の知識として役立てていました。

服薬指導の際も，私の不規則な仕事の状態を危惧してくれ，服薬における留意事項や，飲み忘れることがそれなりにあるので，その対処法などを教えていただいています。

一方で，私のお薬手帳の使い方は，他の薬剤師や実習に来ている学生に参

考になるので見せてほしいと言われたこともありますし，学生の服薬指導の実習に付き合うこともあります。もちろん，その日の実習の目標を聞いたうえで，私が患者として受け答えをして，そのフィードバックもしました。

　最近では，地域の薬剤師会のイベントに一緒に登壇し，お薬手帳の使い方や本来の服薬指導の在り方などについて講演したり，薬局とかかわりのあるMR向けに研修会を開催したりと，ともになって薬業に関する医療改革への先駆的な取り組みをしています。

　もちろん，私と彼との関係は特殊であると言えるでしょう。しかし，街でいろいろな方と出会うことが大切だと思うのです。薬剤師と出会うのは薬局内だけとは限らないのです。在宅にも関わり患者のお宅へ行くという話ではありません。薬局という箱，薬剤師の世界という枠に捕らわれていては取り残されるのです。街の様々なイベントの中で出会うからこそ，その方々と，単に「薬剤師 − 患者」という関係性ではなく，ともに人間性や，お互いの生活，思いなどを理解した関係性を築くことができるのです。

　何かの方向性がマッチすれば，薬を介さなくても，何かしらの活動をともに取り組んでみたり，私生活面での楽しいつながりになる可能性もあると思うのです。

　いま，薬局の機能として求められることは，もっと街に出るということのはず。まずは，薬局の外で，どれほどの方と出会っているか，自分やスタッフの行動を見直してほしいと思うのです。

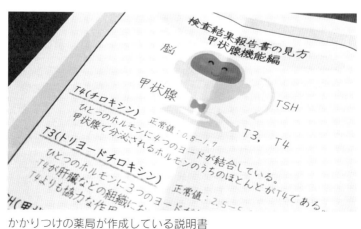

かかりつけの薬局が作成している説明書

## 健康な生活を確保するのが薬剤師の原点

あなたのとっての「健康な生活」とは？

私にとっては，「ちょっと旨い酒とともに，家族と食事できること」です。

それは，きっと，1人ひとり違う答えが返ってくることでしょう。

さて，薬剤師の使命とは何でしょうか？ 薬局に不可欠な薬剤師。薬剤師の役割は，当然「お客さん1人ひとりに応じた健康な生活を確保すること」にあります。誰もがご存知の薬剤師法第1条です。

そう，薬剤師の存在価値は，健康な生活を確保することにあるのです。

そして，この「健康な生活」とは，1人ひとり違うのです。それを確保するのが薬剤師の使命です。

〈参考〉

薬剤師法［薬剤師の任務］

第1条 薬剤師は，調剤，医薬品の供給その他薬事衛生をつかさどることによって，公衆衛生の向上及び増進に寄与し，もって国民の健康な生活を確保するものとする。

次に，あなたにとっての「健康」とは？

私にとっては，「酒や食事を口から摂れ，家族と時間を共有できる日々を送れること」です。そのためには，そのような時間，収入，家族との関係性などが必要です。単に，口から物を食せればいいという話ではありません。

ところで，そもそも「健康」とは何でしょうか？

WHO（世界保健機関）は，健康について，「**健康とは，病気でないとか，弱っていないということではなく，肉体的にも，精神的にも，そして社会的にも，すべてが満たされた状態にあることをいいます。**」と定義しています（出典：公益社団法人日本WHO協会 https://www.japan-who.or.jp/commodity/kenko.html）。

つまり，薬剤師として最低限しなければならないことは，患者1人ひとり違っている肉体的，精神的，社会的な状況から「健康」状態を把握し，これまた1人ひとり違っている「健康な生活」を満たされるようにサポートしていくことだと言えます。

13

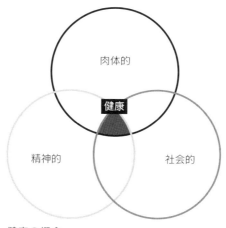

健康の概念

　私のかかりつけ薬剤師は，患者としての私の体の状態はもちろんですが，家族構成，仕事の内容，心理的状態なども含め把握してくれています。先日も，私がコーヒーを好きだと知っているスタッフが，コーヒー談義から会話を始めてきました。この店のスタッフは，他の患者にも同じように，趣味か家族の話題をしています。できる薬剤師は当たり前のように患者の生活を把握し，健康な生活を支援しています。しかし，残念ながら，私がお世話になった幾人かの薬剤師からは，精神的，社会的な状況を聞かれもしません。せいぜい，病状や副作用など，肉体的な健康状況しか聞かれないのです。患者が聞かれていないということは，その薬剤師が・・・「健康な生活を確保」を果たす意思が見えず，薬剤師の使命がわかっているのか不安に感じるのです。

　あなたの薬局のスタッフには，そのような意識があるでしょか？
　経営者であるあなたへの期待としては，あなたの薬局のスタッフとともに，薬剤師の使命や薬局の存在意義を再確認してほしいのです。患者には1人ひとり違う「健康な生活」があり，まずはそれを捉えること，そしてその健康な生活を患者と一緒になって実現させていこうという意識を持つこと・・・それが薬剤師の原点なのです。

# 患者を育てるという発想

　多くの薬剤師は，医療職・介護職などの多くの専門職種と連携し（多職種連携），チーム一丸になって患者のために医療を提供しよう（チーム医療）と努力されていると思います。「患者中心の医療」と呼ばれるスタイルです。その姿は素晴らしいと思います。しかし，患者である私からすると違和感もあります。

　先日，ある多職種が参加している研修を聴講しました。高齢者のある症例が提示され，各専門職の方々からその治療法や対処法について意見が出され，全体としての方向性が見出されていきます。しかし，そこに，患者自身の目指す生活像の情報提供はされていません。

　この患者は，そもそも病気を治したいのですか？　治したいのならば，それはどうしてでしょうか？　そして，どのような生活を，さらにはどういう人生を望んでいるのでしょうか？

　私は甲状腺がんに罹患し，現代の医学では治すことは難しい状況です。私自身は，病気と付き合っていく覚悟はありますが，痛みや苦しみを抱えてまで生きていたいという考えはありません。そして，家族や友人たちと，楽しく食事し，時間を過ごし，人として一緒に学びながら，最期を迎えられればよいと考えています。治療で言えば，標準治療で満足なのです。

　一方で，甲状腺がんに罹患している友人は，ほぼ私と同じがんの状況ですが，がんの身体に不安を感じ，死を恐れ，治療すればすべてが治り，元通りの身体になると信じています。どうやら，とにかく率先して最先端医療にチャレンジし，体内からがんを皆無にしたいそうです。そのために，仕事も辞め，全資産を用意し，まるですべてを治療のために生きているかのようです。

　どちらが正しいという話ではありません。

　このように同じような疾患やその状況においても，個人の考える人生，健康な生活，求める医療は異なります。それを最初に聞き出し，それをもとに医療方針を決める必要があるのです。

　私は，このように患者がまず自分の人生観や健康な生活観を医療者・介護者に対して表出し，それに沿った療養，治療方針をともになって考えるスタイルを「**患者協働の医療**」と呼んでいます。

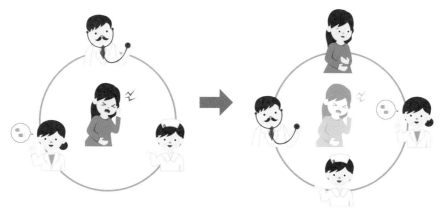

「患者中心の医療」（左）と「患者協働の医療」（右）の概念


　「患者協働の医療」を実現するために必要なことは何でしょうか？

　まず大前提として，患者自身が自分も医療・介護の輪に入り，自分の人生観を表出するという意識を持つこと，そして，医療職・介護職のみなさんはその表出された人生観を受け容れるという意識を持つことだと私は考えています。

　もちろん，理解できない人生観もあるでしょう。しかし，受け容れるという土壌があってこその，医療・介護だと考えています。


　私は，患者が医学や薬学を学ぶ必要はないと思っています。

　私はコーヒーマイスターという資格を持ってカフェを経営していました。コーヒー豆の種類やロースト度，さらには抽出法などを組み合わせて，お客さんに合わせたコーヒーを提供できます。でも，あなたは豆の種類やロースト度を理解したり学んだりしないですよね。お店が，味を表現したり，お勧めの飲み方や淹れ方を紹介することであなたはコーヒーを選んでいます。それと同じだと思うのです。

　あなたの薬局は，「患者中心」ですか？　それとも「患者協働」ですか？

　まずは，薬剤師やスタッフが，**患者から自身の人生観，健康な生活観を引き出して，それを受け容れる**という「患者協働の医療」を目指してほしいと切に願うのです。

## つるさん薬局

患者への対応を優先させるために，経営者として次々に戦略を
実践する

東京都目黒区。私鉄の乗換駅でもある中目黒駅から歩いて2分ぐらい。商店
街の端に近くなったところにつるさん薬局はあります。人通りは多いです
が，近隣に大きな病院があるわけでもなく，一緒に開局したというクリニッ
クがあるに過ぎない薬局。スマホで処方箋を受けつけるアプリを利用されて
いる「つるさん薬局」を尋ねました。

鈴木 ▶ こんにちは。お店にお伺いして，まず思うのは，駅からの近さと商
店街のなかに溶け込んでいる店のよい雰囲気からくる心地よさで
すね。

鶴原 ▶ こんにちは。そうですね。この場所は，駅前からの商店街の端の方
なんです。近くに食品スーパーがあるので，面で取れるよい場所だ
と考えたのです。

鈴木 ▶ 門前にある耳鼻科クリニックは誘致したのですか？

鶴原 ▶ 誘致というよりは，この薬局を開局するにあたって，知り合いの医
師と一緒に開業場所を探したのです。クリニックも薬局も共にサー
ビス業です。大切なのは，患者さんや地域のみなさんが安心して自
分の身体と向き合えること。そのためには，門前のクリニックのみ
に頼るのではなく，自分の職能を発揮できる場所で開業したいと相
談をして現在の場所を決めました。医師も私の志に同意して，一緒
に開業することになりました。開業当初での収益リスクを下げつ
つ，「患者さんにしっかりと向き合う」という薬剤師本来の姿を実
現するため，薬局を開局したのです。

鈴木 ▶ その，しっかり向き合うために，具体的にしていることはあります
か？

鶴原 ▶ まずはスタッフの意識が大切だと考えています。つまり，私たちか

らは「この薬局を選んでくれてありがとう」，患者さんからは「親身に聞いてくれてありがとう」と互いに感謝の気持ちが自然に口に出る薬局を目指しています。薬剤師や事務担当ら，6名のスタッフがいますが，彼女たちには，患者さんのためと思うことを，なによりも優先するように指導しています。

**鈴木**▶ 調剤室の設備が，個人店としてはかなり投資をしているように見えますが？

**鶴原**▶ はい。薬剤師は，もっと患者と接することに時間と能力を割くべきで，それ以外は極力，業務を減らすようにするのが経営者としてすべきことだと思います。薬剤師がカウンターに出られるように，この規模の薬局としては少し過度な設備投資（自動秤量機や複数台あるオンラインPCなど）をして，調剤室の自動化を積極的に進めています。

**鈴木**▶ 薬剤師と患者が接するための工夫はありますか？

**鶴原**▶ 患者さんとの心の距離を近づけるために，オリジナルのキャラクターをシールにして薬袋に貼るなど，ちょっとした会話が生まれるきっかけ作りもしています。

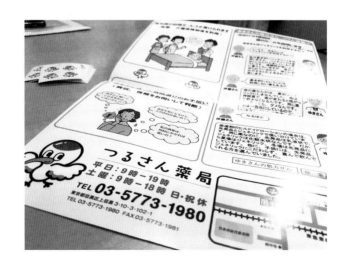

そうそう。待合室に販売用で飴などのお菓子を置いていますが，あれは地元の企業が作っているものなのです。扱う商品を通して地元の方ともつながる工夫をしています。

**鈴木** ▶ 薬局以外にも発想が向いているのですね？

**鶴原** ▶ はい。薬剤師と患者が接するのは薬局内だけではないですよね。薬剤師への期待を考えれば様々な活動ができます。実際に，商店会や学校薬剤師など，地域の方とつながる場にも積極的に参加し，薬局や薬剤師がどのような役割を担えるかという広報活動をしています。

**鈴木** ▶ つるさん薬局が目指す先には何がありますか？

**鶴原** ▶ 薬局の経営の先には，地域住民の予防や，薬局の使い方の啓蒙活動などをしていきたいと考えており，一般の方に向けたブログを書くなどしています。いずれは本にしたいですね。薬局ができることはたくさんあります。薬局内から出た活動へ飛躍していきたいと考えています。

**鈴木** ▶ 視点は薬局の外に広く向いているのがよくわかりました。今日はありがとうございました。

---

つるさん薬局
住所：東京都目黒区上目黒3-10-3-102-1
TEL：03-5773-1980
会社名　株式会社ダヴィンチ
代表者　鶴原伸尚
URL：http://reluck.co.jp/

---

# Memo

# 2

## 患者が求める薬剤師とは？

薬剤師の存在意義は，的確な調剤や投薬，服薬指導ではない。それらは手段に過ぎない。本来の使命は，患者さんのQOLを上げ，1人ひとり違う生活に寄り添い，健康をサポートし，人生の伴走者になることである。

## 患者が知らない薬剤師の技能

　2018年，厚生労働省は図のような資料を公開しました。

　そこには，「患者が抱える課題」と，それに対してできる「薬剤師・薬局のかかわり」が描かれています。本当にその通りで，厚生労働省もよく書いてくれたなぁ，と思います。

　しかし，これは「絵に描いた餅」です。いまの薬局において，このかかわり方はできないのです。なぜでしょう?

　患者が，ここに示された課題を抱えたときに，解決を支援してくれる先として，薬局や薬剤師が思い浮かばないのです。

　そもそも，薬剤師は何ができるのか，どういう知識や技能があるのかを，多くの患者や市民は知らないのです。

　えっ? と思われることでしょう。でも，患者目線で考えてください。知る場はありますか? 薬局に行っても，処方箋を受け取ると，あとはブラックボックス。名前を呼ばれると，薬の説明を一方的にしておしまい。薬の説明も，まるでマニュアルかのようです。

　だから，いま薬局がやることは，**薬剤師の知識や技能をきちんと伝える**ということなのです。

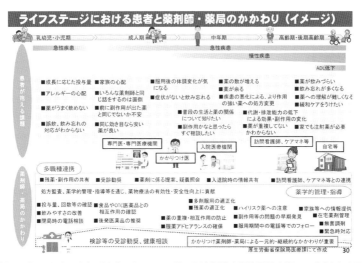

参考文献：平成30年度診療報酬改定の概要 ～調剤～ 厚生労働省保険局医療課　平成30年3月5日版

# 患者の驚くような服薬の実態

　薬剤師の使命は，患者の「健康な生活」を確保することだと薬剤師法の第1条は述べています。そこで，まずは，薬剤師は患者の生活をしっかりと捉える必要性があります。患者は予想もしないことを考えるものです。

　私がカフェを経営していたときの話。カウンターに座ったご高齢の女性のお客さん。ランチをお召し上がりになり，その後に薬をお飲みになりました。それからしばらくじっとされています。数分後，またお薬を取り出し，再度服薬されました。

　私が，空いたグラスに水を足しつつ，服薬の労をねぎらうと，驚くべき言葉がご婦人からありました。「1日3回食後に飲むよう薬剤師に指示されている。私は朝食を食べないので，昼食後にこうやって2回に分けて飲んでいるのだ」と。・・・確かに，1日3回食後ですね。

　先日，抗生物質が処方されて薬局に行ったときのこと。薬剤師から「1日3回食後に薬を飲んでください」と服薬指導されました。しかし，溶連菌感染症で高熱があり食事もままならない状況であることも確認されませんし，普段の食事は1日何回かという話もありません。私は仕事柄1日2食の日が多いですし，付き合いで4食の日もあるのです。どうすればいいのでしょう。

　こんな事例もあります。

　薬には副作用があるという認識は広がってきました。ある初老の男性の知人の例です。新しい薬を飲むようになってから体が火照るようになり不快なので，今まで飲んでいた薬も含めて，すべて飲むのを止めたと。だけれども，医師や薬剤師には飲むのを止めたことは伝えていないので，毎回すべての薬を捨てているそうです。

　あなたの薬局に通っている患者が，このような間違った服薬法だったり，悩んでいる・・・ということはないと自信を持てますか？

　私は，ふと興味がわき，非公式に調査をしました。

　慢性疾患で薬を毎日飲む患者に聞きました。「あなたは，薬を飲み忘れる，

飲まない，飲めないことはありますか？」と。回答してくれた176名のうち「ない」，つまりきちんと飲んでいる方は21％に過ぎなかったのです。

公式の調査データもあります。2017年に公開された「高齢者の服薬に関する現状と意識」によれば，調剤薬の飲み残しについて「飲み残さない」と回答した方は42％に過ぎません（出典：2017年，NPO法人高齢社会をよくする女性の会　理事長 樋口恵子ら　https://www.mhlw.go.jp/file/05-Shingikai-11121000-Iyakushokuhinkyoku-Soumuka/0000189406.pdf）。

この数字は何を意味するのでしょうか？ 少なく見積もっても，2人に1人以上は残薬があるということです。具体的に言えば，たとえば「28日周期で通院する患者が持参する処方箋を見るといつも28日分の薬が処方されている」ということに懸念や疑問を持つべきだということです。

残薬をきちんと医療者へ伝えれば，処方数は少なくなるはずですよね。あなたの薬局に通っている患者の多くは，残薬があるという事実を，きちんと薬剤師に伝えてくれていますか？

「残薬はありませんか？」は愚問です。Yesの回答で終わります。本当のことなんて言いませんし，言えません。それが患者なのです。「何錠残っていますか？」と残薬があることを前提に具体的に聞くべきです。

患者は，薬局で薬を飲むわけではありません。大抵は，自宅や職場などの，患者の普段の生活の中で食事し，薬も使うのです。飲み方や副作用などの不安は，普段の生活の中で・・・医療者がいない環境の中で，感じるものです。それに対して事前に情報を提供するためには，より生活の様子や状況を薬剤師が捉えていなければなりません。

私のかかりつけ薬剤師は，私の生活スタイル，たとえば宿泊を伴う出張が多いことなども把握しており，旅先で薬が不足した場合の対処法や，不規則な毎日の中での飲むタイミングや管理方法なども話題にしてくれます。それに応じた服薬方法や病気との向き合い方などを，薬剤師なりに想像し，私の気づかなかったことを指摘，指導してくれることがありがたいのです。

# お薬手帳を最大限に活用した人生観の表出法

　患者協働の医療の実現のために，患者の人生観を引き出して受け容れるという理想を書きましたが，そもそも，人生観を考えられない方も多いのも事実です。実際，あなたは，自身の人生観や，家族の健康な生活観などを要領よく言葉にして，文字にまとめられますか？

　このような教育を受けていない日本人にとって，考えた経験もなければ，ましてや言わされたこともないという人のほうが大多数でしょう。

　そこで，**薬剤師が，患者の人生観をうまく表出できるように誘導していく**必要があります。その際に使うツールがお薬手帳。

　幸いにして，薬剤師の活躍によりお薬手帳は広く使われるようになりました。このツールを最大限に活用し，患者が人生観を表出できるようにしたいものです。

　残念ながら，いまはまだ，お薬手帳に患者自身が何かを書き込むという概念はありません。

　「高齢者の服薬に関する現状と意識」によれば，「おくすり手帳」の活用についての設問に対し，患者は，薬剤師がチェックして薬の重複を防ぐ，調剤薬局で聞かれるので持っているだけ，薬剤師が手帳から薬の説明をしてくれる・・・などと回答しており，患者自身が記録したり，活用するという意識は見えません（出典：2017年，NPO法人高齢社会をよくする女性の会　理事長　樋口恵子ら　https://www.mhlw.go.jp/file/05-Shingikai-11121000-Iyakushokuhinkyoku-Soumuka/0000189406.pdf）。

　実際，私が市民向けに行う講演会でも，聴講者に「お薬手帳に自分で何かを書いている人は？」と尋ねても，手が挙がるのは1％程度です。

　そこで，**お薬手帳を，患者の人生観を表出させるツールに変えていきません**か？

　以下に，お薬手帳を使った人生観の抽出方法を紹介します。少しずつ時間をかけて意識と行動を変えていく必要があるので，取り組む順に解説します。

## 1 お薬手帳に書く習慣をつける

まずは，お薬手帳に**患者自身が何かを書き込むという体験を積み重ね，習慣化させます**。そして，それを薬剤師が見るという経験を積み重ねます。

簡単なことがよいです。たとえば，薬剤師は患者に，薬局へ来る前に自宅にある残薬数を数えて，その数値を書き込んでくるように指導してはいかがでしょうか？

現段階において，書く習慣をつけることが目的であり，残薬を減らすことが目的ではありません。ですので，たくさんの残薬があっても減薬指導をする必要はありません。ここであまり言いすぎると，患者はウソを書くようになってしまいます。まずは，お薬手帳にしっかりと書き込めていることをほめたたえ，その継続を促します。

もちろんですが，慢性疾患患者が残薬ゼロはありえません。予備として数日分は持つことが前提でしょうから，それを含めて，記載することを習慣化させます。

薬剤師が，「よくできました」などのスタンプを用意し，書いてきたことを高く評価することも，患者にとってはモチベーションが上がるかもしれません。

全患者ができるとは思えませんが，残薬数を書き込むぐらいならばできる方も多いと私は考えています。皆さんの受け持つ患者の何割ぐらいの方が，薬の数を数え，それをお薬手帳に書き込むという所作ができるでしょうか？

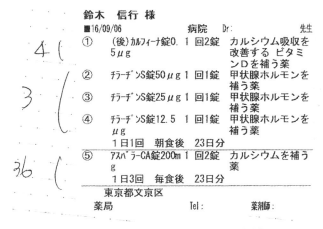

残薬数を自身で書き込んでいる私のお薬手帳の事例

## 2 疾患に関する情報を転記，記載させる

　お薬手帳に何も言わなくても記載できるようになったら，次のステップとして，薬に関することだけではなく，**疾患に関する情報をお薬手帳に記載するように指導します。**

　たとえば，検査データ。医師と患者のやり取りで，医師が検査データを読み取り，「問題ありませんね」とか「少し異常値気味なので，薬を変えてみましょう」というように，データそのものを患者が把握していないケースもあります。

　しかし，それでは患者中心の医療から抜け出せず，患者が主体的になる患者協働の医療になりません。

　そこで，薬剤師から，行っている検査などを聞き，必要となる検査データをお薬手帳に書いてもらうのです。

　私の例で言えば，採血の検査データを医師に要求すると印刷して渡してくれますが，必要ではない項目もたくさんあります。そこで，甲状腺がんに関する部分だけを転記しています。

　必要な項目は何かを患者が理解し，それに関わっていくという意識を持たせるのです。そして，それを患者がお薬手帳に転記することで，薬剤師の皆さんも状況をより正確に把握でき，従来とは違う観点で指導できるようになるかもしれません。

　このステップでは，必要となる情報を転記，記載することが目的です。緊急性がなければ，治療に向けた深い介入はまだしなくてもよいかもしれません。

　私の知人は，検査データをピックアップし始めたら，いろいろと凝り始め，いまではパソコンでグラフにし，病院や薬局ではスマートフォンで医療者に見せているそうです。長期的な変動も可視化され，医師も参考になると言ったようです。

### **3** 薬剤師や医師に聞きたいことを事前に書き出させる

患者が，薬剤師や医師に聞きたいことはそれなりにあるものです。保管方法，食事や酒との相性，服薬時間，副作用など。しかし，薬局で他の患者が待っていたり，いざ白衣姿の医療者を目の前にすると，聞きたかったことを忘れてしまいがちです。

そこで，病院の診察や会計を待っている時間に，**お薬手帳に聞きたいことを箇条書きやキーワードを書き出してきてもらう**のです。

実際の事例をお見せします。

ある通院日の朝。私は，医師に聞くことをお薬手帳に書き出しました。この日は3つ。検査データをしっかりともらうこと，次回の診察日（メモにはありませんが曜日を変えてもらうことを提案），残薬調整（少し残薬が多いのでその相談）。さらに，残薬は，ある薬は10日分，別の薬は18日分ありました。

診察室でこれを見ながら主治医と私が会話します。その結果，薬は5日分を予備として持ち，それぞれ5日，13日分を減薬することで合意しています。それ以外のことも，きちんと医師と話せました。

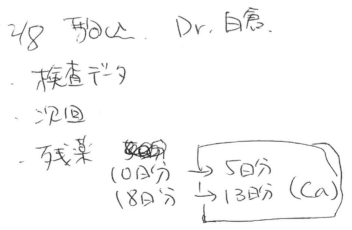

診察時前に聞くべきことや伝える内容をメモした私のお薬手帳の事例

## **4** 薬剤師や医師の説明の要点を記録させる

　患者の多くは，"薬剤師が疾患名を知らずに，処方箋から推測している"ことを知りません。市民向けの講演会で，その事実を伝えると会場がどよめきます。

　薬剤師が処方箋からわかるかどうかではなく，患者がお薬手帳を最大限に活用できるようにするためにも，**医師が患者に伝えた内容の要点を記録させる**という指導をしていただきたいと思うのです。もちろん，患者が医師に言われた病名も含めて。

　医師の説明ばかりではありません。薬剤師であるあなたの説明も，大切な話をしていますよね？ 大切なことは文字にして記録しておきたいものです。

　言われていることを要約する。さらに，それを文字にして記録するという一連の動作はかなりハードルが高いものです。このステップまでいける患者はさほど多くはないかもしれません。しかし，できる方もいるはず。こういう使い方があるのだとさえわかれば，あとは応用的に様々に活用してできるようになるはずです。

　きれいに書く必要はなく，要点がきちんと記録されていればよいのです。

　実際の事例を次ページに掲載します。これは，私の甲状腺がんの放射線療法を行うことが確定した日のお薬手帳のページです。

　リンパ節へ転移していて，CT検査の結果，直径が12mm程度あると見られることや，放射線治療の際の線量について，標準では30 ～ 100mSv（ミリシーベルト）であるが，私に対しては100mSvが提案されたために，下線がついています。さらに神経鞘腫が見られること，リスクに関する説明があったことなどがわかります。

　一方で，文字になっていない部分もあります。これは，情報量が多く，さらには自分の気持ちの整理がついていない中で次々に説明されたために，記録が追い付いていないという私の状況が垣間見られます。

　ちなみに，この医師は，CTを見ながら「ここには，しんけいしょうしゅもあるね」とさらりと私に言いました。神経鞘腫という病名を知らない私は，とっさにひらがなで書き留めています。それを見た医師は，私がこの病気を

知らないことに気づき，補足の説明をいろいろとしてくれています。

　このように，お薬手帳に患者が記録しながら対面すると，患者の理解度も医療者にわかるというメリットがあると思います。薬局でも同じく，薬剤師が話すことの理解度を見るためにも，カウンターにペンを置いたり，メモするよう促すなどして，記録させてはいかがでしょうか?

　このように，記録は必ずしもきれいにわかりやすく書く必要があるのではなく，わからないならばそれなりに書けばいいと私は考えています。

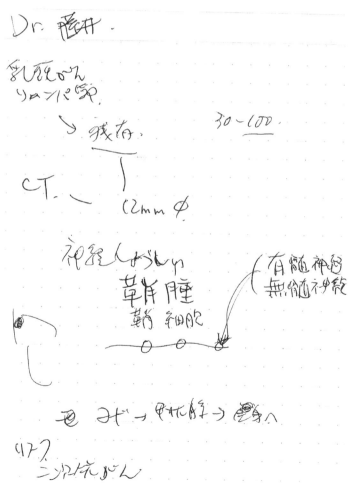

医師の説明を書きとっていた私のお薬手帳の事例

## 5 生活上の出来事や大切なことを書き出してもらう

　お薬手帳の使い方をステップごとに分けていく目標は，患者の人生観や健康な生活観を表出させることです。

　ここまでくれば薬剤師が，患者の生活スタイルや健康な生活観が見出せると思いますので，ぜひ患者とともに，生活上の出来事や，大切に思うこと，やりたいこと，趣味に関することなど，**人生観や健康な生活観に関することも，お薬手帳に書き出してみましょう。**

　その際に，薬剤師が患者の記載することを制限してはいけません。趣味や家族，仕事のことなど自由にお薬手帳に書き出させるのです。薬剤師としては，特に大切な部分はラインマーカーを引いたり，深く意味合いなどを確認したりしつつ，協働して患者の思いを共有してほしいのです。

　実際には，お薬手帳は情報がいっぱいになると次の手帳になってしまいます。ですので，他にノートを用意したり，抜き書きしてお薬手帳カバーに挟めるようにする必要があると思います。

　私は，自分の人生観に関しては，バインダーにするとともに，「要望書」という形にして，医師と共有しています。お薬手帳も，いわゆる薬局で扱っているお薬手帳は使わずに，A5サイズのノートを用意し，健康手帳として福祉情報，助成金情報などを含めて，そこにお薬手帳の機能を持たせています。

　かかりつけ薬剤師からすれば，私の生活の変化なども把握できることになり，いつも一緒にページをめくり，雑談に近い対話から，服薬指導をいただいています。

　このように，お薬手帳が自身を適時見直し，生き方を考えさせるツールになることで，次回の来局時には，薬剤師は薬や病気の話だけではなく，患者の健康な生活観に関する話から話題にすることで，患者の人生に対する意向や考えが出てくるはずです。

　ここまでできて，ようやく，薬剤師法第1条の「健康な生活を確保する」ことができるのではないかと，考えています。

○○○○病院　耳鼻咽喉科　御中

鈴木　信行

日ごろの加療へのご協力に感謝申し上げます。
現段階での要望などをまとめました。

〈治療方針への希望〉

・当面は，仕事として取り組んでいる講演，研修をできる限り優先して日々取り組みたいと考えていますので，治療よりも優先させる場合があります。
・基本的に標準治療，かつ日本癌治療学会による診療ガイドラインに沿った治療を希望します。
・採血，放射線等の侵襲的検査はできるかぎり減らしたいと考えています。
・自宅における生活動作が著しく難しくなった状態においては，積極的治療は望みません。早期の段階で緩和ケアとの連携を希望します。

〈加療にあたっての依頼〉

・採血等の検査データにおいては自己管理しています。可能な限りの印字をお願いいたします。場合によっては，CT画像等を写真撮影したいと考えています。
・診察室では，メモを取らせていただきます。録音はいたしません。
・服薬に関して，できる限り処方通りの服薬を目指していますが，どうしても残薬が生じますので，毎回，減薬調整させていただいています。
・手術等のご提案があった場合，セカンドオピニオンを受診する可能性が高く，診療情報提供書や検査の資料等の提供をお願いいたします。
・カルテ開示を請求する可能性があります。
・入院が必要な場合は，原則として個室料が発生する病室は希望しません。
・医療者と対等な関係性を保ちたいと考えていますので，呼称は「〜さん」とさせていただきます。
・加療にあたっては家族ではなく本人が決定します。ただし，本人の意思疎通が難しい場合は，○○○○の意見よりも，○○○○の意思・意見を優先させてください。
・加療にあたり，当方がすべきことがあれば，遠慮なくご指示，ご提案ください。

〈情報提供〉

・治療の様子に関し，インターネットにて公開しています。ただし，病院名，医師名などは特定できないようにしています。>> https://www.facebook.com/koujyousengan/
・日常業務として，医療者向けの講演や研修，執筆活動をしています。よって，実際の事例の紹介などをする可能性があります。その場合も，原則として病院名，医師名等は伏せています。
・医学的知識には乏しいので，引き続き，よろしくお願いします。

以上

2019年○月○日
連絡先：○○○○○○

実際に主治医に渡している私からの要望書

参考までに，厚生労働省が，平成30年3月に診療報酬改定の概要について
公表した，「お薬手帳について」のページを紹介します。

　そこには，お薬手帳は，患者自身が服用したときに気づいた副作用等を記
録する意義，役割があると書かれ，「薬剤服用歴管理指導料の算定要件」と
して，薬剤師は以下の点を行うことが明記されています。

- 手帳の当該欄については，（中略）**患者本人による記入を指導する**など
  して，手帳が有効に活用されるよう努める。
- 患者に対して，手帳を保有することの意義，役割及び利用方法等につい
  て，**十分な説明を行い**，（中略）

　しかし，私が一般市民向け講演会で薬剤師からお薬手帳の使い方について
説明された経験のある方の挙手を求めても，手は挙がらないのが現実なのです。

平成30年度診療報酬改定

## お薬手帳について

### 意義と役割

利用者自身が、
➢ ①自分の服用している医薬品について把握するとともに正しく理解し、②服用した時に気付
いた副作用や薬の効果等の体の変化や服用したかどうか等を記録することで、医薬品に対す
る意識を高める。
➢ 複数の医療機関を受診する際及び薬局にて調剤を行う際に、③利用者がそれぞれの医療
機関の医師及び薬局の薬剤師等にお薬手帳を提示することにより、相互作用や重複投与を防
ぎ、医薬品のより安全で有効な薬物療法につなげる。

### お薬手帳の取扱い（薬剤服用歴管理指導料の算定要件抜粋）

➢ 手帳の当該欄については、保険薬局において適切に記載されていることを確認するととも
に、記載されていない場合には、患者に聴取の上記入するか、患者本人による記入を指導す
るなどして、手帳が有効に活用されるよう努める。
➢ 患者に対して、手帳を保有することの意義、役割及び利用方法等について十分な説明を行
い、患者の理解を得た上で提供する。

62

出典：平成30年度診療報酬改定の概要　〜調剤〜
厚生労働省保険局医療課　平成30年3月5日版　62ページ

## 病院薬剤師への期待

　この本のターゲットは調剤薬局なので，あまりそれ以外の場で活躍する薬剤師について触れることはありません。ただ，病院に勤めている薬剤師には強く期待しているので，少しだけ書かせていただきます。

　2016年に2週間ほど入院した私は，病棟で2回，薬剤師と話をしました。入院直後（＝手術前日）と退院の前日。20年以上前に入院した際には薬剤師と話す機会は全くありませんでしたので，時代も変わってきていると感じました。しかし，もっともっと病院薬剤師は活躍できると思っています。

　退院時に受けた指導の際に感じた率直なこと。

　それは，不安や疑問点を聞かれたけど，新しく飲み続けることになった薬を飲み始めてみないと不安も疑問も浮かんでこないわけです。病院の安静状態と，活動的な日常では全く条件が異なるのですから，飲み忘れを含めて，様々な問題が起きることでしょう。だから，その際の気軽に連絡してよい相談先をお伝えすればいいのに，と感じました。私個人だけを考えれば薬剤師や医師の仲間が大勢いるからそれほど困ることはありませんが，かかりつけ薬剤師を決めるまでに困っている患者は大勢いるのではないかと推測されます。

　薬袋には，病院の連絡先と薬剤師名の印鑑が押されています。しかし，逆の立場だったら，これだけで相談の電話ができるでしょうか？ 最後に，「不安や疑問があったら，こちらにいつでも電話して，私を呼び出してくださいね」と一言付け加えるだけで，患者は安心感を得られると思うのです。

　さらに言えば，病院薬剤師は，調剤薬局との連携を意識してくれるとありがたいと思うのです。お薬手帳に入院時の状況や引き継ぎ事項を書き込む（手書きや新たに書くのが時間的に難しいのならば，カルテの一部を印刷して，調剤薬局の薬剤師へ渡すように患者へ指示する）など，薬薬連携を主導できる立場だと私は考えています。そのためには，近隣薬局との勉強会を開催し，日ごろから顔の見える関係性を構築することなども，必要な業務の1つだと感じています。もっとも，病院経営が難しい今の時代には，勤務時間の制約，人手不足などの問題もあり，現実には難しいことも理解しているつもりですが。

私の周囲には，自ら街中でイベントを開催している病院薬剤師が幾人かいます。147ページで紹介しますが，ペイシェントボイスカフェという取り組みを共にしている方は，ある大学病院に勤務する薬剤師です。

　毎月1回開催するこのイベントでは，患者の講演を聞き，対話し，参加した薬剤師同士が交流します。この活動を主催するようになってから，彼女は入院患者に接する際のコミュニケーションの取り方に変化が起きたそうです。

　それは，患者の日常に触れてから本題に入るということだとのこと。

　見ているテレビ，置かれている生活用品，着ている服，面会に来ている方，入院しているという特殊な環境の中でも，患者の日常生活に触れられるきっかけは数多くあります。それらを少し会話することで，患者と本音トークができる関係性を築き，その上で話をしていくようになり，より深い話ができるようになったそうです。

　別の病院薬剤師の友人は，病院の近くの喫茶店で，地元の方を集めた勉強会を定期的に開催しています。講師として知人に来てもらい，健康，医療，介護などの中からテーマを絞り，話してもらい，参加者と交流するそうです。楽しみながらしている様子がわかり，毎回，喫茶店に入りきらないほど大勢の方々が参加されているようです。


　病院薬剤師が活躍できる場面は，病院内だけとは限りません。

　患者会や身体障がい者の集まりは，様々な場所，時間，スタイルで開催されています。私が会員である二分脊椎症患者が集まる団体「日本二分脊椎症協会」では，キャンプや講演会など多くのイベントが開催されており，そこには医師や看護師などの医療職の方もボランティアとして参加してきます。

　病院内ではわからない患者の日常の様子や，疾患のフォローで必要なことなども，医療者には見える場合もあるそうです。

　他にも，地域で活動している団体も数多くあるものです。社会福祉協議会やボランティアセンターなどに顔を出せば多くの情報を入手できるはずです。

　仕事とプライベートのバランスの問題などもありますが，楽しみながら，近隣の皆さんとつながりを持てることで，薬剤師の認知が広がるとともに，地域住民に対して健康教育できる立場として期待しています。

### フリー薬剤師本舗　溝呂木俊介さん
新しい発想で薬剤師の活躍の場を創る

薬局といえば「店舗を持ち，そこで薬剤師が活躍し，お客が通ってくる」というのが一般的ですが，薬剤師の資格を活かして，「フリー薬剤師本舗」として新しい発想で薬剤師の活躍の場を創っている溝呂木さんにお会いしてきました。

**鈴木** こんにちは。いつもSNSでの新しい活動の発信に感心させられていますが，そもそもの「フリー薬剤師本舗」について詳しく教えてください。

**溝呂木** こんにちは。ありがとうございます。フリー薬剤師本舗では，予防医学に着目し，薬に頼らずに食事やサプリメントからの身体づくりによって手に入れる長期的な健康を実践しています。生活習慣に合わせたオーダーメイドのカウンセリング事業，講演会などのセミナー事業に予防医学を取り入れ，広く普及することを目標にしています。

**鈴木** ・・・ということは，お客さんとマンツーマンで指導するのですか？

**溝呂木** 東京・台東区に薬局があるので，そこに来てもらうとか，近くだったらお客さんの所へ行き，その1人ひとりに合わせた生活習慣のカウンセリングをすることもあります。ボードゲームや研修会などのイベントにお越しいただき，そのなかで気軽に相談いただく場合もあります。

**鈴木** 実際にマンツーマン指導をされ，印象深い方がいれば教えてください。

**溝呂木** マンツーマン指導は大袈裟ではなく時間もかけて想いもたっぷりこめて，魂削って本気でぶつかっているので，印象深いエピソードを選ぶのも難しいですが，「人生最後のダイエットにしたい」という方に選んでいただけたこと，「絶対に怒らず前向きな気持ちにさせ

てくれる」と共通して感想をいただけること，ファスティングの体験記をご自身のブログで毎日配信してくれたこと，本気でぶつかった想いを，色々な形で返してくださるお客様がいてくれることに，本当に喜びを感じています。調剤薬局のカウンターで薬を渡しているだけではなかなか得られない体験ですね。

**鈴木**▶どうして，そうことをやろうと思ったのですか？

**溝呂木**▶調剤薬局というと病院を受診した後に，処方箋をもって訪れる場所という敷居の高さがありますが，その固定概念を打ち破りたいと考えています。重くはないが体調がどこかおかしいと感じたらすぐに相談でき，それに対して予防医学と薬学の知識を基にアドバイスができる，そんな地域の人々に密着した薬局を創りたいのです。

**鈴木**▶その中で薬を使わない予防医学・・・？

**溝呂木**▶はい。ファスティングなど，ダイエットで「体脂肪率を○％落とす！」と決めるのは目標としてはいいですが，私はさらにその先にある「なぜ体脂肪率を落としたいのか」という目的にまで踏み込みます。病気でも同じで，病気を治したいという思いの先にある「なぜ病気を治すのか」という目的が必要だと思います。薬剤師は，お

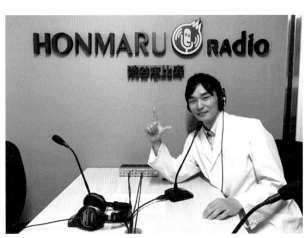

ラジオDJとしても情報を発信している

客さんの未来を創るお手伝いをできます。「今が一番楽しい人生！」を共に創るため，私自身も毎日楽しく活動をしています。

**鈴木** どういう方がお客さんとして来ているのですか？

**溝呂木** 病院では診断がつかないものの身体からはSOSが発せられている方ですね。「何となく調子が悪い」という自覚症状に対して，予防医学的なアプローチでSOSの発信元を探り，アドバイスを行っています。

**鈴木** ウェブでは「予防医学」という言葉が何度も出てきますが，まさにそれを必要としている方ですね。

**溝呂木** ブログやSNSで発信することで，少しずつですが認知も広がっているという実感があります。さらに，お客さん同士がつながったり，情報交換できるように，LINEやFacebookでグループを作っています。また，ファスティング合宿を行うなど，輪が広がるようにしています。

**鈴木** 次のステップは？

**溝呂木** 同じ立場で一緒に活動してくれる仲間を増やすことです。1人では限界に来ているので，「実践力養成道場」と名づけたセミナーなどを開催して，思いやスキルを持った人材を育成し，活動を広げていきます。

**鈴木** こういう薬剤師の働き方もあるという新しい発想をいただきました。ありがとうございます。

**溝呂木** ありがとうございました。

---

フリー薬剤師本舗
溝呂木俊介
https://shunsukemizorogi.com/

# Memo

# 3

## 薬局への期待

処方箋を持たずとも，病気にならずとも，気軽に薬剤師と関われる場として薬局は存在する必要がある。そのためにできること，変わらねばならないことがたくさんあり，それに気づき，変わる勇気を持つことが大切。

# 顔のわかる関係を目指す

あなたは，自分の人生の困りごと・・・たとえば，薬局の経営相談や，恋愛相談，遺産相続の問題などは，誰に相談しますか？ 相談内容によって異なると思いますが，相談相手を1人想像してください。

経営相談だったら，銀行の融資担当のAさんでしょうか？

恋愛相談だったら，大学時代の仲間のBさんでしょうか？

遺産相続だったら，ファイナンシャルプランナーのCさんでしょうか？

では，どうして，その方を選んだのでしょう？ 知識や経験が豊富，相談に乗ってくれそうな人柄，プライバシーを守ってくれそう，相談内容以上の情報などをいただけそう，なによりも信頼できる・・・など。

様々な理由が挙げられると思います。それらの理由があるから，その方を選ぶのですよね。

一方で，薬剤師は，当然お客さんからの相談を受ける立場です。

お客さんが，健康や生活に関する何かで，誰かに相談したいと考えたとき，あなたの薬局，そしてあなたの薬局にいる薬剤師を相談相手の1人として真っ先に想像してもらえるでしょうか？

先日，女性の友人と話をする機会がありました。

どうやら生理不順が本人にはつらく，誰かに相談したいとのこと。話が進むにつれ，医師や看護師，保健師などの職種は挙がりますが，薬剤師は出てきません。私から薬剤師を提案するものの，いままで処方箋を持って行った薬局の薬剤師は，顔すら思い浮かばないそうです。漢方薬局は，存在は知っているものの，高く買わされそうで，怖くて入れないとのこと。

この方に限らず，これが現実ではないでしょうか？

薬局の世界にいると，薬剤師の高い技能はわかっています。しかし，一般市民はそれを理解する機会すらないのです。

相談相手として選ばれるには理由が必要です。

知識や経験が豊富，相談に乗ってくれそうな人柄，プライバシーを守ってくれそう，相談内容以上の情報などをいただけそう，なによりも信頼でき

る・・・など。相談相手に選ばれる薬剤師に必要な能力としては，これらを1つひとつクリアしていく必要があると私は考えています。

　そこで，まずは**お互いに顔のわかる関係になる**ことです。お互いに名前で呼び合っているでしょうか？　名前もわからない方を相談相手に選ぶことはありません。あなたも，そうでしょう？

　そう考えれば，初対面の際にしっかりと自己紹介する，後述しますが，印象深くさせるために名刺を渡す，必要に応じて後日連絡を取り服薬できているかを確認する，などの一連の業務は，薬剤師が本来の業務である，患者からの相談に応じるための伏線であるのです。

　さらには，病気の状況だけではなく，生活の様子，家族関係，職業，趣味などを把握し，患者の背景や社会的な立場などを踏まえて，日々接する必要があるのです。それらの言動を通して，信頼を得て，ようやく本音トークができるようになります。本音が出てくれば，お互いの理解が進み，そして，相談相手として選ばれるようになるのです。

　ここまで長い道のりではありますが，これが地域で活躍するということであり，「対物から対人」へと国が薬剤師に求めている姿だと思います。

　先日乗車したタクシー。そこには，ドライバーの趣味が「磯釣り」と書かれていました。タクシーに乗って，希望するところまで安全に早くお客を届けるというだけならば，ドライバーの趣味なんて関係ありません。でも，どうやら会社の方針として，全社員がタクシー内に趣味を書いているとのこと。どうしてでしょうか？

　これを薬局に応用するとどうなるでしょう？　薬局内に今日の担当薬剤師の名前が掲示されていることでしょう。そこに，その薬剤師やスタッフの少しプライベートに関する情報を併載してはいかがでしょうか？　それにより，患者はそのスタッフにより親しみがわき，記憶に残ることになります。場合によっては同じ趣味同士で会話が弾み，本音トークができるまでの時間が一気に短くなるかもしれません。

　どうすれば，相談相手となれる薬局になれるのでしょうか？　**そのヒントは，あなたの日常の中にたくさん転がっている**のです。そこに経営者として気づくかどうか，さらには自店に応用する技量があるかどうか・・・。

## 名刺を患者に渡す

　今すぐにでも薬剤師が患者にできること。それは，各自の名刺を作り，患者に渡すことです。

　堂々と名乗って，「何かあれば，私に連絡をください」と言ってほしいのです。薬剤師は，経験も技量ある頼れる相談相手です。私の健康な生活を確保してくれる大切な医療者です。

　そもそもとして，スタッフは患者に名前を覚えてもらう必要があります。名前もわからない方を頼り，相談相手に選べるわけがありません。薬剤師が本来の仕事をする第一歩として，名前を覚えてもらうことがあり，そのための手段として名刺を渡すという簡単，手軽，安価な方法があるように私は考えています。

　「連絡先は薬袋に書かれている」と言った薬局経営者がいます。どこかのパンフレットに書かれた連絡先を見て問い合わせるでしょうか？ そのパンフレットをくれた方の顔，名前，連絡先がはっきりとわかるから，問い合わせる気になるのではないでしょうか？

　名刺を作り，患者に渡すというこの簡単な行為が，どれだけ患者にとって，**薬局に対する信頼や，薬に対する安心につながる**ことでしょうか。

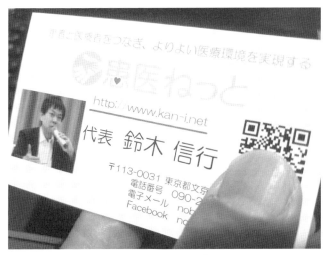

活動の理念を入れている私の名刺の一例

# 薬局を個性あふれる健康支援拠点に

患者に必要とされる薬局とは何でしょうか？

時に，「早く薬を提供できること」などと考える薬局経営者がいます。前述したとおり，「いままでの」薬局だったら，そうかもしれません。

薬局にいても何も得ることはなく，薬剤師の説明はマニュアル的。1日3回の食事をしているかも聞かない薬剤師が，1日2回しか食事をしない方に，平然と「1日3回食後に」と服薬指導するような空間・・・。その場にいたいとは思いません。いや，できれば足を踏み入れたくありません。

しかし，この本を手にしたのです。これからの薬局の姿は違うはずです。

患者1人ひとりの健康な生活像を捉え，その思いを受け容れ，そのうえで目指す生活をともに考え，患者協働の医療を実践してくれる貴重な場になるはずです。そのような期待に応えられる場が薬局であり，それを経営するのは・・・あなたであってほしいと思うのです。

速さだけを希望する患者さんは，全自動化され，個別相談なんて関係ない，オートメーション薬局に行けばいいのです。

私が薬局に期待するのは，「個性あふれる健康支援拠点」であることです。

「個性」とは，隣の薬局と似たり寄ったりの時代を終わりにすることです。

「あふれる」とは，客がその個性をたっぷりと感じられるということです。

「健康」とは，前述しましたが，病気や薬の話だけではなく，精神的・社会的健康にも目を向けることです。

「支援」とは，ともに歩むという姿勢を感じられることです。

「拠点」とは，様々な方向に可能性を感じられる箱，場になることです。

あなたの薬局は，この5つの言葉にどれぐらい当てはまるでしょうか？

薬局は，普段から立ち寄りたくなる場所であってほしいのです。体調がすぐれないときはクリニックを探すよりも先に相談先として思い浮かぶ場所。つまり，私の健康な生活を確保してくれる場所なのです。

# 理念を明確にする

　薬剤師研修の講師を受け持った際の実例。隣の薬局との違い，特に強みや独自の取り組みを挙げるという課題に，回答できる薬剤師はほぼゼロでした。これ以降，この課題への問いはやめました。

　多く薬剤師は，自分の所属する薬局，会社の，理念を自分の薬局の強みや独自の活動に落とし込むことを経営者に指導されていないことを，私が理解したからです。

　企業理念は飾りではありません。

　企業理念は，自らが実現したい社会。それが実現されたら，あなたの会社はいらなくなるのです。それが理念。

　そのために実際に行うことが，コンセプト，ミッション，ビジョン，戦略などといった言葉で落とし込まれます。

　そして，それに即して全スタッフが，何かしらの具体的な言葉や行動にしていくべきなのです。この具体的言動がない組織ならば，あなたが経営する理由はありません。他の企業に買収された方が，社会のためになります。

　さて，そもそもの理念についてもう少し考えましょう。

　理念とは，その組織の中で常に立ち戻る考え方の軸です。私が運営している「患医ねっと」という組織の理念は，「患者と医療者をつなぎ，日本のよりよい医療を実現する」というものです。この理念は，名刺やウェブなどには必ず印字するとともに，スタッフにも伝えています。薬剤師研修を受託する際も，必ず患者がその研修に参加します。なぜならば，患者と医療者をつなぐのですから。それが他の研修企業との大きな違いなのです。それはスタッフ全員が理解しています。

　あなたの会社の理念は何ですか？

　それは，可視化され，全スタッフが理解し，なにかあったら常に立ち戻れるようになっているでしょうか？

　先日，ある薬剤師から相談を受けました。患者の話を長く聞いていたら，他の薬剤師からその患者の声は無視して，待っている他の患者のために次の

作業をするように言われて，自分がどうすべきか悩んだというのです。

　どちらがよりいいのかというのは，その組織の理念を踏まえて考えるべき です。しかし，相談してきたその薬剤師に会社の理念を聞きましたが，知ら ないとのことでした。これでは，スタッフの行動の方向性が定まるわけがあ りません。右往左往する現場が目に浮かびます。

　スタッフの採用時にも，自社の理念を明確に伝え，それの思いを理解し， 共感できている方だけの組織にしなければ，理念の実現は難しくなります。

　理念は，様々な課題や問題が生じた際に，心の拠り所にする「軸」とも言 えます。これはきれいな文章に整えて，いつでも誰でも見られる場所に貼付 したり，名刺に書いたり，薬局の待合室に掲示したりして，常に目のつく場 所にわかるようにしてほしいです。

　ある会社では，理念やビジョン，そして，それに向けた具体的な事例など を面接の段階で挙げて，共感してもらえない場合は，たとえ人手不足でも採 用しないそうです。しかし，このように理念を共感したスタッフだけで満た されている組織なので，スタッフは辞めないそうで，常に人材は足りている そうです。

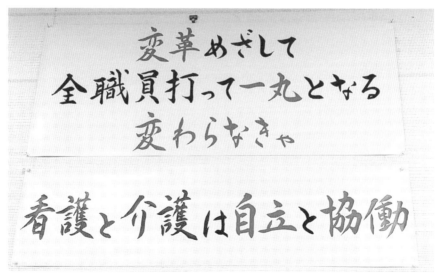

講演先の病院で見かけた理念をうたう貼紙

## 理念を具体的言動に変えていく

ある薬局の理念を参考に考えてみます。

経営理念「私たちは，社員一人ひとりの幸福，お客様一人ひとりの幸福，そして，あらゆる人々の幸福を願い，笑顔を増やします」とありました。

あなたがこの会社のスタッフならば何をしますか？

私はペットボトルのお茶をパソコンの前で飲んでいて，ふとひらめきます。

そこにはお茶をテーマに，ユーザーから募集した川柳が掲載されています。

「家族のしあわせ」をテーマにお客様から募集し，薬局で掲示，皆さんにお越しいただき，応募者による座談会を開催するのはいかがでしょう。

きっと店内は幸福感で一杯になり，会の最中は笑顔があふれると思うのです。こういうことを経営者としてはやりたいのではないかと思います。

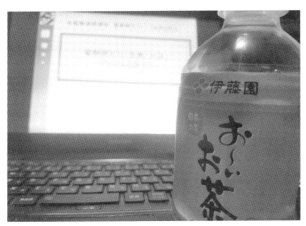

ペットボトルのお茶にも理念を実現させるためのヒントはあるのです

他にも，しあわせな家族フォトコンテスト，しあわせ川柳は薬袋に印刷，待合室に川柳応募箱を設置する，幸福祈願のボールペンを販売，楽しめそうな趣味サークルを結成し運営する，その趣味サークルの情報を店内に掲示など，アイディアが次から次へと湧いてきます。

もし，あなたが理念に基づく具体的な言動を浮かべることができないのならば，スタッフの皆に聞いてみればよいと思います。皆で話し合って，取り組めることを挙げて，楽しみながら理念を実現させていけばよいのです。理念に基づくことですから，止めたり，制限する理由はさほどありません。と

りあえずやってみるという姿勢で取り組むことをお勧めします。

　そう，理念を具体的な言動に変えていくのは，薬剤師である必要はありません。薬局内で行うとも限りません。

　これが，いまの多くの薬局に不足している観点だと思うのです。もちろん，今すぐに利益につながるとは限りませんし，ましてや診療報酬とは無縁です。しかし，他の業界に目を向けてほしいのです。様々な**言動を通して，理念を具体的言動に落とし込んでいます。**このペットボトルの飲料メーカーは，どうして川柳を募集しているのですか？　飲食店が低価格で料理教室を開催するのはなぜですか？

　私が経営していたカフェでは，人と人をつなげるが理念の1つ。ですので，対話能力をスタッフに求めていました。お客さんの背景を聞き出して，他のお客さんとの接点を話題にすることで，お客さん同士をつなげるのです。だからと言って注文が増えるわけではありません。しかし，理念に基づいた言動ですから，それを行うべきと判断していました。

　このような活動をすることを踏まえて，スタッフを募集したり，シフトを組む必要があると思います。

　なぜならば，理念を実現させるには，そこに向けた資源投入が不可欠だからです。

　そして，このスタッフの具体的言動が，まわりまわって，患者や地域住民の意識として，個性ある薬局があるという認識になり，選ばれる薬局へ成長するのです。

　私は，研修で薬局のスタッフに問いかけます。

　「隣の薬局との違い，特に強みや独自の取り組みを挙げてほしい」と。

　そこに期待する答えは，個性あふれる活動を紹介され，それを始めた理由として企業理念を言葉にし，それを具体的に活動にしたのだと。そして，そのスタッフはこの活動を誇らしげに熱く語り，会場は楽しく笑顔であふれる・・・そのような情景を見られる日が早く来てほしいのです。

## 理念を形にし，客に視覚的に示す

　理念や目標，ビジョンなどを朝礼やミーティングの席で唱和する会社もあります。しかし，それがスタッフ1人ひとりの具体的な言動に落とし込まれ，そして，客に示される必要があります。

　もう一度，あなたの組織の理念を見直してほしいのです。その実現には，客，少なくともスタッフではない誰か，の協力が必要ではないですか？

　つまり，理念をスタッフだけでいくら唱和できようとも，暗記していようとも，客がその理念を感じ取り，この店の個性や特徴をわかってもらう必要があるのです。

　そのために行うこととして，**理念を文字に起こし，客に視覚的に示すこと**をお勧めします。

　公益財団法人日本医療機能評価機構による病院機能評価の評価項目には「理念・基本方針をわかりやすく内外に示し，病院組織運営の基本としていること」とあります。これは病院向けですが，薬局も同じ医療機関として当たり前に理念を内外に示し，組織運営の基本としてほしいと思うのです。この審査を受けている病院は，入口，待合室，ウェブページなどに，理念を堂々と掲げています（出典：公益財団法人日本医療機能評価機構ウェブページ 「本体審査」。https://www.jq-hyouka.jcqhc.or.jp/accreditation/outline/hospital_type/ より）

　私は，この数年で10以上の薬局を見学しましたが，理念を客に向けてわかるように掲示していたのは1か所のみです。その薬局は社長が自ら理念を書き，それをトイレの中に貼っていました。

　あなたの薬局ではいかがですか？

　私が毎月のように行く床屋さん。髭剃りをしてもらう際に，視界に「人生 我以外 皆 我師なり」という書が入ってきます。客である私は，この書をもとに店長でもある理容師と会話をします。理念という言葉は使いませんでしたが，店として大切にしている考え方だそうです。実際，スタッフの

皆さんは，いつも客からいろいろなことを引き出して，楽しそうに会話しています。その話題の1つひとつが，まさに「人生　我以外　皆　我師なり」だと感じられます。

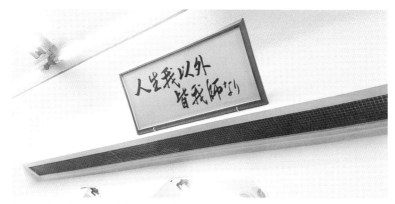

私が通う床屋に掲示されている書

なお，理念を持っていない，考えた経験がない経営者がいるのも事実です。

あるいは，門前の医師のために我々は存在するという趣旨のことを理念に掲げている薬局もいます。

再度，経営者に考えてほしいのは，「**どういう社会を創りたくて組織を経営しているのか**」という理念です。それを客に示すことで，客はあなたの組織の考え方に共感し，また利用しようと考えるのです。もしくは，もう二度と来ないと考えるのです。

ちなみに，私のカフェでは，人と人をつなげ，そこから起きる新しい出会いや発見を作るという理念があり，「人と人の交差点」という言葉で客に示していました。その理念を理解している常連客は，スタッフが忙しいときには自らが他のお客さんに話しかけ，新しい出会いや知見を広げる動きをしてくれていたのです。もちろん，それが煩わしいと思うお客はもう来ません。それでいいのです。

いま一度，**スタッフが理念を理解し，それをどう具体的な言動に変えていて，さらに客にどのように伝わっているのか**を，経営者として把握してほしいのです。

# 感激を提供できる店を目指す

どの業界においても，店が客を呼び込み，地域に根差すために必要なことは，当たり前を当たり前にやるのではなく，「**客が感激，感動することを目指すのを当たり前にする**」を目指しています。

ある経営者が言いました。「当店では，ミスが絶対にないという安心をウリにしている」と。どうでしょうか？

あなたがレストランに行ったとき，注文したものと違う食事が出てきたらどう思いますか？ つまり，客からしたらミスはなくて当たり前なのです。それをいくらウリにされても，客にとっては，それは当たり前だという感覚しかありません。当たり前を当たり前にされても，客は感動もしませんし，その店をまた利用しようと思う動機になりません。

別の経営者はこう言いました。「お客が薬局を出る前に，1回でも笑顔を作れるようにする。だから，スタッフはお客のツボを知っている」と。どうでしょうか？

笑顔が作れる薬局，素敵ですね。レストランで言えば，おいしいは当たり前。インスタ映えする，スタッフと楽しく会話できるなど，他店とは違う要素があってこそ，また行こうと思えるのです。

薬局でも同じ。あなたの店が客に与えられる感激・感動は何でしょう？ 感激・感動を与えられた客は，口コミであなたの薬局を家族や友人に宣伝してくれます。インスタで写真をアップされるレストランと同じです。無料で手間のかからない広告宣伝ができるのです。そのためには，**理念に基づいた感激・感動を，しっかりと客に理解させて，それを客が広めたくなるように誘導する**のです。

たとえば，OTCの陳列方法はどうですか？ 単にわかりやすく整然と並べるのではなく，この店のターゲット客に特化したわかりやすい，そしてデザイン的にも素敵な並べ方があるはずです。

化粧品ショップや，均一価格の雑貨店ではどうやって商品を並べているか

を見てみると，とても参考になります。

　たとえば，トイレに置いてあるアメニティは何ですか？　子ども向けのお店と，高齢者向けのお店では，置く物も，置き方も違うはず。

　客の口コミで来てくれた新規客はどれぐらいいますか？　あなたの店はどれぐらいSNSで話題になっていますか？　この1か月でゼロだというのならば，感激や感動が少ないのかもしれません。


　先日，ある高齢者が話してくれたことがあります。

　整形外科系のクリニックの門前薬局にて。会計後に，受付の事務員が帰る方法を心配してくれ，タクシーの手配を申し出てくれたのが，とても助かったし，うれしかったとのことでした。

　整形外科＋痛み止め　→　歩くのが辛いのでは？　→　帰り道は大丈夫か？　という流れを，事務職のスタッフでも即座に思い付き，声をかけたのでしょう。当然，目先では薬局の利益にはつながりませんが，この高齢者はその薬局をまた利用するでしょう。


　一方で，この話をある薬剤師にしたら「うちだって言われればタクシー手配ぐらいしますよ」と言われました。

　いや，「言われれば」と「申し出て」に大きな違いがあるのです。タクシー手配をするかどうかとか，タクシー会社の電話番号は把握しているなどという話ではなく，目の前の方の生活を支えるためにできることはないかという観点があり，それに向けて言動化されていることが客の感動につながるのです。

　この薬局のウェブページでは，経営方針として『「みんなの健康ステーション」として，健康を願うすべての人々を支えます。』と示されていました。


　経営者であるあなたには，客目線になり，もう一度スタッフの動きや言葉をチェックしてみてほしいのです。

　当たり前のことを目指すのではなく，**感動，感激**を目指しているでしょうか？

　もし，そういう言動があったら，ぜひ高く評価してあげてほしいです。

# スタッフを客が選べるようにする

　あなたは行きつけの美容室へ行き，いつものスタッフを指名することはありませんか？　あるいは，コンビニエンスストアで買い物をしたときに，レジを担当してくれたスタッフを，よくできる，逆にいま一つなどと評価していませんか？　それはその店のなじみの客になっているから，スタッフの顔を見ただけで技量がわかるのですよね。

　客からすると，顔なじみのスタッフがいることはとても大切です。そして，その顔なじみのスタッフと話したくて，あなたの薬局へ行くように仕向けてほしいのです。

　そこで，シフト制で動いている薬局の場合，そのシフトを掲示してはいかがでしょうか？　必ずしもその方が服薬指導を担当しなくてもよいと思います。その日に担当している薬剤師は店内に表記されていると思いますが，そうではなく，「来局する前」に，顔なじみの薬剤師がいついるのかをわかるように表記するのです。シフト表をウェブでチェックできるのもよいでしょう。病院は，外来の担当医師を曜日・時間ごとに掲示しています。それと同じです。病院にできて薬局にできないとは思えないのです。

　あなたも，知り合いがいる店に行く際には，その方がいるタイミングを見計らって訪問するでしょう。どの業界でも，顔なじみ，あるいは知ってくれているスタッフがいると安心という心理があるのです。

　バーで「いつものドリンクでいいですか？」

　床屋で「いつもぐらいのカットでいいですか？」

　ブティックで「いつもとは違う雰囲気はどうですか？」

　つまり，「いつも」をわかってくれているスタッフがいることが客の来店**動機につながる**のです。

　特に，薬局は医療的に深い対話が不可欠な場です。顔なじみ薬剤師といかにすればつなげられるかを，会社として取り組んでほしいです。時にお薬手帳を見れば，いつもの薬はわかるし，薬歴などで情報は共有されているから，そのような対応は不要だという経営者がいます。誰が対応してもある程

度の対応はできるというのならば，その店の薬剤師は，ロボットでもよいかもしれません。

　私は「いつもの会話」が大切だと考えています。その客の趣味，仕事，家族構成，好き嫌い，日々の過ごし方・・・がわかってくれている顔なじみが求められているのです。

　ロボットにできない仕事は，まさにこの顔なじみになることではないでしょうか？　だからこそ，顔なじみ薬剤師，かかりつけ薬剤師が必要なのです。ロボットに置き換わることはできない役割なのです。

　逆に言えば，店にいるスタッフがいつも違うような，スタッフが顔を覚えられないような薬局は，この先，客に選ばれなくなる，世の中から不要とされる店だということです。

　薬局ではなく，街でたまたますれ違って，お互いを認識できるでしょうか？　名前で呼び合って，こんにちはとあいさつを交わせるでしょうか？　もちろん，全員，あるいは1，2回しか来局していない客には難しいでしょう。しかし，そういう意識をスタッフが持つことが大切なのです。それが顔なじみになるきっかけとなり，そして，その客にとって，薬局が信頼できる場になるのです。

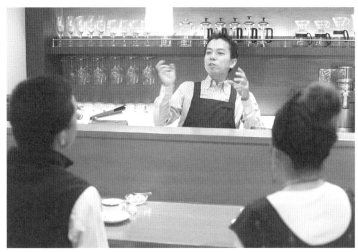

常連客がカウンター席を取り合う私が経営していたカフェ

### 吉田　聡さん
**薬局内に留まらずに積極的に街に飛び込む経営者**

茨城県古河市。のどかな街の一環に薬局・なくすりーなはあります。薬局の名前から想像できるように，吉田さんは，不必要な薬を減らしたいという思いを持つ熱い薬剤師です。気軽に相談できる「町の健康ステーション」という本来の薬局の姿を実現するために，様々な活動を行っていると伺い，お会いしてきました。

**鈴木▶** あれ？ キッズコーナーがあったり，大きな本棚があって，結構広いお店なのですね？ お一人で勤務する時間もあると伺っていたので，狭くて・・・を想像していました。（スミマセン！）

**吉田▶** あはは。事業継承の店舗なんですけどね。

**鈴木▶** 相談しやすい雰囲気と聞いています。確かに・・・。

**吉田▶** まずは，外観に大きく「相談できる町の健康ステーション」という理念を看板に掲げています。薬に限らず，健康をキーワードしているのがミソだと思うんですよぉ。

**鈴木▶** 確かにそうですね。どんな質問が来るのですか？

**吉田▶** 様々なたくさんの質問があります。薬関連が多いですが，病院の検査値の相談や，生活習慣病の指導をすることもありますよ。

**鈴木▶** え〜？ 大変じゃないですかぁ！？

**吉田▶** 確かに利益に直結していませんけど。でも，患者さんは，そういうところにも悩んでいるんですから，薬局としては当然の対応ですよね。

**鈴木▶** そうやって相談に来てもらうためはどんな工夫をしているのですか？

**吉田▶** 経営者が店の中にいるだけではだめですよね。だって，表から見えませんから。だから，LINE＠を使ったり，Voicy（ボイシー）とい

うインターネットラジオで番組を持ったり，地域でケアカフェを開催したり・・・。

**鈴木** あ。ちょっと待ってください！ それぞれどんなものか簡単に教えていただけませんか？

**吉田** はい。LINE@から説明しますね。SNSのLINEをやっている方は多いでしょう？ 最近は高齢者もお孫さんと連絡を取るためなんていって，頑張っている方も多いんです。そこで，患者さんがLINEを使って薬局に直接，文字で相談できるようにしたかったんですね。LINE@（編注：ビジネス用のLINEアカウント）で薬局のアカウントを持てば，患者さんが安心してつながれて相談できます。

**鈴木** なるほど。次に，Voicyとは・・・？

**吉田** 1回15分程度，インターネットラジオで健康や医療に関するネタを話しています。これまでに300回を超していて，すべて「なくすりーな」のホームページからも聞けるようにしてあります。時期に応じて，インフルエンザの見分け方や，睡眠薬の飲み合わせなど，実際に薬局に寄せられた相談をネタにすることが多いですね。

**鈴木** へぇ。吉田さんの声は聞きやすいし，そういうのっていいですね。そして・・・。

**吉田** ケアカフェ・・・ね。地域連携を進めるために始めた活動で，介護や医療にかかわっている方なら，職種に関係なく集まり，開催している勉強会です。いまは，奇数月の水曜日の夜に開催し，毎回20人ぐらいが集まって，グループワークをしているんです。どうしても連携だと，他の組織の方に仕事上で連絡しないとならないけど，こういう場で会っているだけで，話も格段にスムーズになるものです。これも，薬局だからこそできる役割だと思うんですよね。

**鈴木** どういう職種の方を，どうやって集めているのですか？

**吉田** 職種は医師・歯科医師・薬剤師・看護師・管理栄養士といった医療職や，ケアマネ・訪問マッサージ・相談員・介護施設長などの介護

職。その他，保健所や市役所の職員さんや地元企業の社員さん，地元NPO法人の会長さん，実際に介護をしている人まで本当に多種多様です。正直に言うと，集めることは自分ではあまり頑張っていません。来てくれた方に開催が決まるとメルマガを発信するのですが，それだけです。あとは，いつも来てくれる方々が口コミで新しい人を連れてきてくれる感じですね。

鈴木 ▶ 薬局は薬局内にとどまっていてはダメってことですかね？

吉田 ▶ そうですよね。これから求められる薬局って，薬だけ扱うのではなく，地域の人たちとつながっていく必要があると思うんですよね。こちらが街に出ていくから，逆に来てもらえるようになるわけで，それがこの町でできつつあるのが楽しいですね。

薬局・なくすりーな
住所：茨城県古河市下大野 2852-4
Tel：0280-91-1175
URL：https://lle-lien.com/

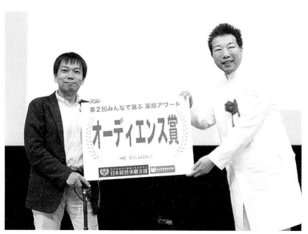

薬局アワードでは毎回違う取り組みを発表されています

# ❧ Memo ❧

# *4*

# スタッフとともに
# 薬局を育てる

薬局の理念に基づき，スタッフが一丸となって，取り組んでいく必要がある。ともに，仲間として，育ち，成長していく。可能性にあふれている薬局を輝くものにするには，強固なチームが必要である。

# ターゲットを絞る

　経営を学ぶと，**徹底的に行うのがターゲットの設定**。つまり，誰に向けて仕事をするのか，ということです。薬局ですから，来店してきた方を拒否することはできません。しかし，組織として，特に「こんな方」に向けて，私たちは仕事をしたいです，という表現をしてほしいものです。

　他の業界では当たり前にしていることです。洋服を買いにショッピングモールへ行くと，各店の店頭でこの店は私の気に入りそうな服が買えるのではとか，逆にこの店はちょっと雰囲気が私とは合わない，という判断ができます。これは，店がターゲットを絞り，そのターゲットに向けてアピールをしている成果，結果なのです。

　大手チェーンのハンバーガー屋を思い浮かべてみましょう。あるチェーン店では，子どもを遊ばせるための遊具があり，子どもにはおもちゃがサービスされ，広い店内と駐車場を備え，安めの価格帯で料理を提供しています。一方で，別のチェーン店は，白木をふんだんに使った高級感がある内装で，リラックスできるジャズのBGMが流れ，少し高めの価格帯なので学生には入りにくく感じるかもしれません。つまり，この2つのお店は，ターゲットが違うのです。

　薬局ではどうでしょうか？

　ターゲットが，門前の小児クリニックに来るお母さんである薬局と，町内に住む70歳代の独居男性である薬局とでは，理念が同じだとしても，その後の戦略が変わってくることは容易に想像できるでしょう。提供する薬は変えられなくても，それを取り囲む環境は変えられるのです。ところが，いまの多くの薬局は，ターゲットをどこにしているのか，客からは全くわかりません。それはターゲット戦略を考えていない表れです。

　時に，経営者はターゲットを絞っていると言いますが，その集中率を聞くと・・・いや，その集中率すら調べていない経営者もいるのです。

　ターゲットの絞り方としては，誰か1人，**個人名が出てくるぐらい絞ってもよいと考えます**。先日お会いした社長はターゲットを「処方箋を持った患者さん」と言っていましたが，経営の概念からすると，全くターゲットを

絞っているとは言えません。その会社の理念とも合っていません。理念を実現させるために，誰と関わらなければならないのかを考えれば，自ずとターゲットは絞れるはずです。


　「患医ねっと」のターゲットを紹介しましょう。理念では「患者と医療者をつなぎ」と言っていますが，実際のターゲットは若手薬剤師。特に社会に出て3年目ぐらいで，大学で学んだ理想が社会の現実に押しつぶされ，そろそろ転職を考え始めたぐらい。まだ患者のために自分を活かしたいと考えていて，勉強会などにも積極的に自費で参加する意欲があり，東京で開催されるイベントに参加できる方です。

　当然，この本もターゲットを設定しています。どのようにプロファイルされている方がターゲットになっていると思いますか？　実は，イメージしている読者が1人いるのですが，あえてここでは名前を伏せています。

　具体的に言うと，この本のターゲットは「1店舗だけ持つ40歳代の薬剤師資格を持つ薬局経営者」です。スタッフ数人を抱えているものの，自分も週の半分ぐらいは現場に立っています。変革の時代に薬局の在り方が変わると理解しているものの，どう行動に移していいかがわからなくて悩んでいる。そして，日常では気軽に経営に関する会話をできる仲間が周囲にいない。でも，自宅に帰ればよきパパ・・・。

　どうでしょうか？　あなたに当てはまっていますか？（笑）

　そう，あなた！に向けて，私は書いているのです。


　なぜ，ターゲットを絞る必要があるのでしょうか？　それは，この先の戦略を立てる際に，ターゲットによって言動が変わるからです。ターゲットから外れているお客さんをないがしろにするためではありません。**ターゲットのお客さんを100%リピーターにさせる**ためだと考えてください。

　たとえば，薬局の椅子の色は？　段差の有無は？　掲示物の文字の大きさは？　OTCで重点を置く領域は？　看板の内容は？　ユニフォームの色は？　ウェブの内容は？　営業時間は？　ありとあらゆる場面で決断する際に，ターゲットを意識することが大切なのです。

　この本のターゲットは先述しました。それに合わせて，文量，執筆内容，文字サイズやフォント，デザイン，価格などが決められていきます。きっ

と，ターゲットに合っている方には読みやすいと思っていただけると思いますが，ターゲット外の方からすれば的外れだと思われる箇所などもあるかもしれません。

「患医ねっと」のイメージカラーはピンクです。私にはあまり合っていないかもしれません（笑）。しかし，ターゲットは若い薬剤師，しかも薬剤師は女性が多いですから，ピンクなのです。ロゴや名刺のフォントは，優しい感じを出しました。ロゴも，ウェブも講演の際のひな型も，ピンクを多用します。本来はウェブのデザインももっと優しい感じにすべきかもしれませんが，それは私のウェブ技術の限界のところ・・・。名刺には事業内容を小さな字で書いています。でも，若い人なら読めますよね。

あなたのお店を振り返ってみましょう。

たとえばBGM。それはターゲットに合っていますか？ あなたが流したい音楽を流すのではありません。先に述べたこの本のターゲットとなっている薬局の待合スペースでは，テレビ番組のワイドショーが単に流れていました。正直，残念に思うのです。

もし，私がその薬局の経営者であるならば，ターゲットは下町に住む60歳で高血圧などの慢性疾患がある女性でしょうか。そうすれば，自ずといろいろと決まってきます。テレビが好きな世代ですので，薬局内のテレビには健康に関するDVDを放映。その世代が好みそうな健康に関する月刊誌を置き，高血圧予防などの冊子や本も並べます。採用するスタッフはあまり若いよりは，中堅の年齢層の方がよさそうですね。トイレのアメニティはどうしますか？ 生活用品の品ぞろえは何がいいでしょうか。考えただけでわくわくします。

ターゲットの方たちにとって居心地がよいと感じられるか，という発想が大切です。そのような視線で薬局の環境の1つひとつを見直してほしいのです。

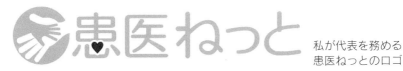

私が代表を務める
患医ねっとのロゴ

## スタッフが辞めない会社の特徴

　薬局はどこも人手不足。スタッフが集まらないのは，薬剤師が足らないから・・・そんな雰囲気が蔓延しています。しかし，スタッフが集まらないのも，次々に辞めてしまうのも，経営者に原因がないとは言えません。多くの薬局を見学したり，自分のカフェの経営を通して，スタッフが辞めやすい会社，逆に辞めない会社には，それぞれ共通した特徴があるとわかっています。

　そもそも，スタッフはどうして薬局で仕事をしたいのでしょうか？

　賃金でしょうか？　それならば，もっと稼ぎのよい仕事はいくらでもありますよね。

　勤務地でしょうか？　それならば，あなたの薬局に来てくれる可能性のある方が住んでいるエリアは限定されてしまいます。

　社会保障や安定でしょうか？　それは他の薬局と大差なく，スタッフを留めておくのは難しいと思われます。

　休暇や勤務時間でしょうか？　休暇や勤務時間にシビアなスタッフは，残業や休日出勤を拒むなど，逆に経営者を苦しくさせるかもしれません。

　つまり，賃金，勤務地，社会保障などの安定，休暇や勤務時間などは，最低限のマッチングは必要ですが，働く意欲に大きくつながっていないということです。

　求人広告を思い出してみましょう。上記のような内容しか書かれていない薬局の求人情報を多く目にします。これでは，ちょっとでもいい条件の情報が出たらすぐに辞められますよね。大手の薬局に勝てるならそれでもいいですが，そもそも，賃金，勤務地，社会保障などの安定，休暇や勤務時間などを大切にしたがるような方を，あなたはスタッフとして求めているのですか？

　では，何でしょうか？

　今度はスタッフが辞めにくい薬局に共通していることを挙げてみましょう。

　1つ目に，**経営の理念が明確**であることです。その理念に共感した人だけをスタッフに迎えるのです。逆に言えば，あなたの薬局は，理念をきちんと明示しているでしょうか？　求人広告への掲載は難しいとしても，面接では伝えられますよね。そもそも面接にくる方へ渡す名刺に，その文言は入っていて，あなたが自己紹介をする際に，理念が実現した暁に見える社会のすばらしさを伝えていますか？

　2つ目に，**理念に基づき，スタッフがすべき具体的な行動が明確**になっていることです。しかも，他の薬局ではできない内容を明示することでしょう。特に薬剤師は国家資格を持つ方々です。それなのに，業務内容が調剤だけですか？　薬剤師として身に着けたことをフルに活用し，理念の実現に近づけるべきです。それがあなたの薬局の強みです。患者や客の健康な生活を確保するために，他の薬局と違うどのような業務があり，その業務の一環で，どのような役割をスタッフに求めているのでしょうか。たとえば，市民向け勉強会を開催しており，その企画，運営なども任せたいなどというように，理念に基づく具体的な言動を明示してはいかがでしょうか？

　3つ目に，**人事評価制度が明確**になっていることです。どうすれば，給与などの条件がよくなるのでしょうか？　単に，給与の額が上がるという話ではなく，どうすると高い評価を得られるのか，ということです。それを事前に明示することが大切です。もちろん，人事評価の際に用いる評価基準は理念に基づく内容が含まれることが大切です。私がカフェを経営していた際，この人事評価制度を明確に作成していませんでした。これをいまでも悔やんでいます。長年勤めていれば，理念に伴う行動などは自然体になってくるものです。そこにキャリアパスをしっかりと示せなかったことを，スタッフに対して申し訳なかったと思っています。

　4つ目に，あなたに**スタッフの提案を受け容れる経営者の素質がある**ということです。この提案とはスタッフのわがままや個人的な都合を言うのではなく，理念に基づき，組織としてどうありたいかという具体的な言動に対しては，受け容れ，逆に支援するということです。たとえば，お客さんを対象に幸せをテーマにした川柳コンテストをしたいなどという提案に対して，目先の利益につながらず，人件費の増加を懸念し拒否するのか，理念と照らし合わせて，それを理解したスタッフの取り組みを応援する立場になるのかによって，スタッフの組織に対するモチベーションは真逆になります。

　これらのことをそれぞれ対応してもスタッフが集まらない，あるいは辞められてしまうのならば，会社組織の縮小を視野に入れるべきです。あなたは会社の理念を実現させるために経営者になっているはずです。そこを曲げてしまっては何のために経営しているかわかりません（儲けるためだけに経営しているのならば，この本はこれ以上読み進める必要はありませんし，私への反発の意識しか湧かないと思います）。

## 会社の理念を熱く語る

先日，薬局経営者が集まる会合で，名刺交換した社長に尋ねました。

「どのような薬局なのですか？」

質問が悪かったのかもしれませんが，処方箋の1日当たりの枚数や，扱う割合の多い疾患領域などの説明をいただきました。

私の期待とは少しずれていたので，重ねて聞きました。

「どのような薬局を創りたいのですか？」

処方箋の目標枚数や多店舗展開したい夢を語られました。私の期待とはかなりずれています。なぜならば，それは理念ではなく，手段や方策の説明だったからです。私は，どういう社会を創りたいと考えているかを聞きたかったのです。

カフェ経営時代，どんなカフェかと聞かれたときには，「人と人をつなげて，お客さんにたくさんの刺激を持って帰っていただくカフェです。」と答えていました。それがカフェの理念だからです。カフェというスタイルは，単に理念を実現させるための手段です。

経営者は，名刺交換では15秒，プレゼンでは3分。その時間を使って，自分の理念とそれに向けていま取り組んでいることを説明できなくてはならないと私は考えています。

あなたは，理念をスタッフに向けて話していますか？ 半年に一度程度，あるいは人事評価の際でもよいので，必ず**理念を熱く語ってほしい**のです。

入社時には経営者の思いに共感したとしても，世の中きれいごとだけでは進みません。思った通りにいかないものです。自分に喝を入れるためにも，スタッフに向けて，会社の理念を熱く語り，そしてまずは自分がしている実績とこれからの目標を表明するべきです。

スタッフよりも楽をする経営者には，誰もついていきません。あなたの背中を見ることで，スタッフは共感の気持ちを持ち，あなたとともに理念を実現させようと思うのです。

　次に，**理念に基づく具体的な言動を示します**。経営者として，自身が何に取り組むかという点です。

　たとえば，理念が「患者さまの健康と幸せを願って，過不足のない医療サービスで奉仕する」としましょう。まずは半年を振り返ります。半年前に立てた**計画に対して，自己評価を行います**。

- 客に健康観や幸福感を数値化する調査をして学会発表をする　…**実施したため** ○
- 近隣医療機関と勉強会を3回開催し当社の医療サービスについて客観的に評価を得る　…**3回実施** ◎
- 奉仕精神を養うための社員研修を2回行う　…**来期へ延期** ×

　次に，これから半年に何を取り組む内容を宣言しましょう。

- 学会発表時に質問をくれた大学へ出向き，より客の健康観を精査する研究計画を立案する。
- 近隣医療機関と勉強会を3回開催。開催ノウハウをマニュアルにまとめ鈴木君に移譲する。
- 延期した奉仕精神を養うための社員研修を2回行い，8名に受講していただく。

　経営者は，利益などの経営の数値や，スタッフの育成，勤務条件に目が行きがちです。しかし，スタッフはあなたの理念に対する思い入れを見ているはずです。それが，スタッフをあなたの会社で活躍させる原動力です。その次に，ようやくスタッフ1人ひとりの，理念に対する目標設定と人事評価が行われるべきです。

　スタッフからすれば，経営者は単に給与をくれる人ではありません。目指すべき人であるべきであり，少なくとも，それを目指す姿を見せ続ける必要があります。

　ちなみに，私はこれを年賀状に示していました。年1回，必ず作成しますし，大抵は前年の年賀状を参考に作るので，振り返るにもよい機会でした。それを正月早々に受け取るスタッフは何を思っていたか，わかりませんが(笑)。

## 経営者として発信する情報は可視化する

スタッフは，あなたの考えを聞かなくてもわかる能力はありません。具体的にあなたの言動や思いを直接言ったうえで，文字や図表にして見せることをしなければ，あなたやあなたの思いや指示をわかってくれることはないでしょう。それらは，できるだけ細かく可視化するという意識を持ちましょう。

ラジオとテレビと本。理解しやすく，その内容が頭に残りやすいのは，本→テレビ→ラジオの順となります。あなたの経験からもわかると思います。

ラジオは音声，つまり耳からの情報しかありません。テレビは音声に加え，視覚，つまり目からの情報が加わりますが，一過性であり，振り返ることは難しいと言えます。実際に，テレビで得た情報に患者が振り回されて，あなたのもとに相談に来た経験もあると思いますが，それが続くのも，せいぜい数日。それ以降の患者はそんな情報をすっかり忘れていることでしょう。これが，本になると，耳と目からの情報が脳内で繰り返されることで，より記憶に残りますし，理解も深まります。患者が，本や新聞の切り抜きなどを持ってきて，自分の疾患と比較し，相談されたあなたは，十分に配慮して対応しないとならなかったという経験もありませんか？ そしてなによりも，本だとしっかりと学び，記憶できると思うから，あなたはこの本を買ったのですよね（笑）？ だから私もこの本を出したのです，ラジオやテレビに出るのではなく。


あなたにとって，情報の受信側として当たり前の行動は，逆にスタッフに対する情報の提供側になっても同じです。

スタッフに対しては，指示といったトップダウンや勤務条件などのように，確認しなければならない事項が多くあることでしょう。それらは，耳だけの情報だけではなく，一瞬資料を見せるだけといった情報でもなく，さらに脳内で繰り返せるように可視化し，手元においておけるような情報にしなければならないのです。

わかりやすい例は，雇用契約です。しかし，日ごろのやり取りに関しても，きちんと後で反芻できるように文字に残す必要があります。

私が経営していたカフェでは，全スタッフに1冊のノートに日報を書かせていました。そこに印象に残った客とのやり取りや，店の問題点，起きたア

クシデントなどを記録させていました。皆とする交換日記ですね。それも大切な業務だと指示していました。

　従業員が100人規模のある会社の社長は，社員からの質問箱という仕組みを社内に導入しているそうです。その質問箱は，ネットを介して匿名でも投稿できるようにし，質問があると社長が自ら丁寧に回答しています。投稿者の質問時の設定によっては，社内の他のスタッフにオープンにも，逆にクローズにもできるそうです。セキュリティの脆弱性は否めませんが，インターネットのシステムを用いれば，無料でも作れるシステムです。

　もちろん，人数が少ない組織においてはこのようなシステムを用いる必要はありません。しかし，**スタッフへ指示を出したり，何かの事項を決めた場合は，原則として文字情報にして提出する**という意識が大切です。

　ある程度の規模の会社だと，社内でも通知，通達といった文書がありますよね？　私も講演を引き受ける際には，最初は電話や口頭で言われたことであっても，必ずメールなどで文字に起こして，確認できるようにしています。単に耳と目の情報にするということではなく，きちんと自分の脳内で繰り返し条件などを確認できるようにしているのです。

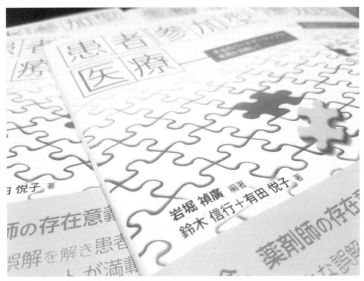

私が一部を執筆した「患者参加型医療」（薬事日報社刊）
これも可視化するために書籍化したものです

71

## スタッフの1年後の成長をイメージする

　スタッフは，あなたの会社を回すための存在ではありません。あなたの**理念をともに実現させていく協働者**です。そのためには，あなたの会社の成長とともに，スタッフもともに成長していくべきであり，その筋道を具体的にイメージする必要があります。そのイメージは半年〜2年間程度がよいと思います。

　スタッフとは，半年に一度程度でよいので，1人ひとりと，静かな空間で話をする機会を持ちたいですね。私はスタッフと話をする際に**マインドマップ**という手法を応用して用いています。要は，スタッフが発する言葉をきちんと可視化し，整理するということです。

　スタッフとの面談が，単なる会話だけで終わる経営者もいます。でも，面談が終わればすぐに前と同じ。何も発展的な結果につながらないケースも少なくないと思います。

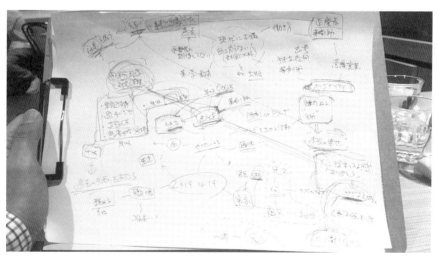

スタッフと行った打ち合わせを可視化した例

　私の場合，白紙を用意し，話した内容をジャンルごとにカテゴリー分けして書き進めます。もちろん，面談相手であるスタッフにも見えるようにして共有します。仕事の話よりも，なにを目指していくのかという話が大部分で

72

す。その中から，仕事でできることが見えてくるものです。最後に，この先にスタッフが行うことは赤文字，私が行うことは青文字にして，その締め切り時期を明確にして終わります。

　賞与や人事がこれによって変わるという制度を取り入れているのならば，この段階で達成基準も明確にして，同意して，かつ可視化しておく必要があります。

　この手法は，「マインドマップ」などの検索キーでインターネット検索をすれば，基本的なやり方は探せると思います。はじめのうちは，話しながらまとめていきますが，それを書いていくというのは難しいことです。しかし，慣れると思いのほか，話が逸れない，振り返れる，結論を見出しやすいなど，メリットの方が大きいです。

　スタッフも慣れてくると，一緒に書き込んでくれます。そうなるとしめたもの。この打ち合わせは経営者が一方的に指示したものではなく，**一緒に考えて作り上げたもの**になり，スタッフの実行可能性が格段に上がるはずです。

　そして，半年，もしくは1年後に，事前に書いたマインドマップを参考に，実現度を確認します。もちろん，達成できなかった部分を責めるのではなく，その要因を共有する必要があります。その内容によっては，今後の半年，もしくは1年にすべきことが見えるはず。再度，白紙からマインドマップを行い，この先にすべきことをともに見出したいですね。

　蛇足となりますが，この手法は，服薬指導などでも使えます。

　患者さんの話は，すぐに逸れるし，なにを言いたいかわかりにくいもの。そこで，服薬指導時に，患者が言うことをマインドマップ式にメモして，患者が何をすべきかを色分けして明確にすることで，患者も理解度が深まり，薬剤師からの指示の実行可能性が高まるはずです。

　医師が診察室で指示や解説をメモして患者に渡す機会は増えてきましたが，薬局で薬剤師がしているのを見聞きした経験がありません。あなたのお店ではいかがでしょうか？

## 具体的言動に対する客からの評価を得る

　理念がどんなに素敵で，それに基づいてスタッフががんばっていても，客がそれを体感できなければ意味がありません。

　つまり，スタッフが仕事として理念を具体的な言動にしていく際には，「客に伝わる」ことをイメージしなければならないのです。職種によっては客にどうしてもわからない部分があるのかもしれませんが，その場合は経営者がしっかりとフォローする必要があります。

　スタッフは，経営者のために仕事をするのではありません。経営者とともに理念を実現するため，すなわち客や患者のために働いているのです。経営者からの評価も大切ですが，努力を向けた先である客から評価される必要があります。

　先日利用した飲食店では，入店時に渡されたアンケート用紙に「今日，一番輝いていたスタッフの名前を」という設問がありました。私としては，接客してくれたスタッフの名札と，その言動に目が行きます。そして，帰り際に1人の名前を書いて，提出してきました。多分，名前を書かれたスタッフは，モチベーションが上がることでしょう。


　薬剤師は，そもそも患者のために仕事をしています。それならば，**患者からお礼を言われたり，評価されたりする**ことが必要です。

　客から意見を集める方法については後述していきますが，経営者がスタッフを評価する文言として，単に「さっきの接客はよかったね」というよりも，「さっきお帰りになった○○さんが，あなたの話し方がわかりやすかったって，褒めてくれていたよ」の方が，スタッフにとってはモチベーションにつながるのです。

　そのためには，スタッフが客には見えないところでどのような仕事をしているかをもっと客に伝えてほしいと思います。たとえば，理念に基づき，近隣医療機関と勉強会を行っているというのならば，その報告を薬局内に掲示し，担当したスタッフの名前を掲載するとか，学会でポスター発表したのならばその報告をウェブに掲載し，客や関係者に見えるように開示するなど，様々な方法があるはずです。

　スタッフにもそこまでさせることで，責任感や役割が認識されるのです。

## 募集広告を見直す

こういう仕事をしている私のSNSでは，表示される広告の多くは薬剤師募集になっています。投稿のキーワードなどで，私が薬剤師として活動しているかのように，コンピュータは判断しているのでしょう。

しかし，薬剤師の募集広告の多くに，私は辟易としてしまうのです。そこで，ある薬剤師の求人サイトを調べてみました。そこに表記されるのは「内科メイン，処方量少なめ」「車通勤OK」「お休みも充実，年間120日以上」「平日のみ」「駅から徒歩3分」・・・こういうことに興味がある薬剤師に来てほしいのでしょうか？ これらの文言に釣られてきた薬剤師は，もっとよい条件に合致する薬局があれば，そちらへ移ります。

それよりも，あなたが掲げている理念に共感し，積極的に関わってくれるスタッフに集まってほしいと思いませんか？

そこで，募集広告に掲載する文言を選びたいものです。


では，具体的にどうやってスタッフを募集すればよいのでしょうか？

まずは，**スタッフ募集のウェブページを作る**とよいと思います。そのページには，きちんとキーワードを並べて，わかりやすく。SEO対策はさほどいらないと思います。なぜならば，求人の専門会社のウェブページに勝てるわけはありませんから。それよりも，あなたの会社や薬局に興味を持った方が，ウェブページにアクセスし，応募の段階でチェックしてもらうというイメージです。

もちろん，キーワードは条件だけではなく，理念，社長としての思いなど，共感してもらえるポイントがわかるようにします。

ウェブページは，働きたい方が見るだけのものではありません。知り合いにも展開してもらえるようにしておく，印刷して1枚に収まるようにしておくなど，ネット上でも実際にも，口コミを広げてもらえるように工夫しておくとよいでしょう。

そして，このページから簡単にあなたに連絡を送れるようにフォームを組み込んでおきます。フォームだけならば，「フォーム　無料」などで検索すれば，簡単に用意できます。

他社と差別化を図り，自社の理念などを理解してもらうために，私がお勧

めするのは，社長自らの動画を撮影し，それを求人ページに埋め込むという方法です。

　動画は，1〜3分ぐらいの短いもので構いませんが，どのような思いのあるスタッフを募集しているのかなど，面接で必ず話す内容を簡潔に掲載します。

　これがあることで，募集してくる時点である程度のフィルターにかけられますので，安心して面接できると思いますし，応募する側にとっても経営者の生の声を聞けることで，安心感や親近感が湧くと期待できます。


　若手のスタッフを採用したいのならば，ウェブの活用は必須です。さらに新卒を狙うのならば，LINEなどの**SNSも有効**かもしれません。

　さらに，求人用の名刺があってもよいかもしれません。その名刺には，上記のウェブに飛べるように，QRコードを付けておいてもいいでしょう。「QRコード　作成　無料」などで検索すれば，簡単にQRコードを作成できます。

無料で作成したQRコードの例


　学生実習は受け入れていますか？　もちろん，希望すれば受け入れられるわけではなく，様々な要件をクリアする必要がありますが，受け入れているのならば，学生たちの口コミを使うのはいかがでしょうか？　学生のネットワークは，良くも悪くも，激しい！ものを私は感じています。楽したいという学生が多いのは確かですが，そうではなく共感してくれる新卒を採りたいのならば，その口コミにうまく入るという意識があってもよいかと思います。学生の個人が特定されてはいけませんが，実習の様子などをレポートし，SNSなどでハッシュタグをつけて投稿するだけで，学生の間では話題になります。

### ✿ 小嶋夕希子さん（田原町薬局）

理念を実践できるスタッフとは，一緒に薬局を作る家族のような
関係性

浅草下町。大通りから一本裏路地に入ったところにある閑静な街にひっそり
とある薬局。2年ほどまでに事業継承で独立開業したのが小嶋さん。彼女は
SNSで独立開業成功塾の講師としての活動を紹介したり，薬局経営者向け
に毎日メールマガジンを送付し続けたりしています。

**鈴木** こんにちは。薬局に来るお客さんは，近所の顔なじみの方が多いみ
たいですね？

**小嶋** こんにちは。そうなんですよ。こんな裏路地にあるから，もう知っ
ている人しか来ないですよね。

**鈴木** でも，それでもいいと？

**小嶋** はい。患者もスタッフもお互いに知った顔同士。それがみんなの安
心につながりますから。

**鈴木** スタッフは何人いるのですか？

**小嶋** 薬剤師が4人，全体では7人です。

**鈴木** 小嶋さんは薬局の勤務経験がほとんどなく，薬局を経営することに
なったと聞いています。まだツテがあまりないなかで，開業時にス
タッフを集めるのが大変だったのではないですか？

**小嶋** そうですね。最初は，自分がすべて経験しようと思っていたのです
けど，少しずつ手を離せるようになってきた段階で，雇用し始めま
した。薬局を開業する前に他業界で会社経営していたこともあり，
スタッフを集めるには，理念をきちんと伝えて，共感してくれるこ
とが大切だとわかっていたので，それを大切にしたんですよねぇ。

**鈴木** 具体的には？

**小嶋** 自分が作りたい薬局の姿として「薬局をもっと楽しい場所にしたい」と，さらにそれは患者さんがではなくて，スタッフも楽しく仕事に取り組めるようにするって，薬剤師の交流会とかで言っていたら，だんだんと手を貸してくれる方が増えました。

**鈴木** 求人情報や広告などは考えなかったのですか？

**小嶋** 逆に，そういう余裕がないですよね（笑）。それよりも顔を知っているから来てくれるという関係性が大切だと思っています。

**鈴木** いまのスタッフの皆さんとはうまくいっているようですね？

**小嶋** はい。食事にもいくし，休みの日にも会うし，もう家族みたいなものです。多分ですけど，みんな楽しんで仕事していると思うんです。

**鈴木** そういう活動はさらに広がっている・・・？

**小嶋** 薬局の経営者って，経営を学ぶ機会が少ないんです。だから，自分のこの田原町薬局とは別に，薬剤師や薬局経営者向けに"ビジネスの創り方"についてのセミナーを開催したりコンサルティングを行っているんです。

**鈴木** へぇ。薬局という概念を変えますね？

**小嶋** 他にも，医療連携部の立ち上げるんです。薬局の対外的な活動を中心に行う薬剤師部隊を作って，ゼロから地域や医師や医療関係者との関係性を構築したいと考えています。医療介護関係者の顔が見える関係性作りの場として，「フロム浅草」という場も作っていますよ。

**鈴木** いいですね！ これから開業しようとしている方には・・・？

**小嶋** 経営コンサルタントの仲間と，独立開業成功塾なども開催していて，手厚くバックアップしています。のぶさんもいかが？

**鈴木** （笑）・・・今日はありがとうございました。

**小嶋** こちらこそ。今度は交流会などでお会いしましょう〜。

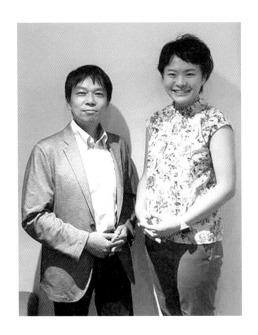

田原町薬局
住所：東京都台東区雷門1丁目7-3
TEL：03-3843-8565

株式会社FUNmacy
東京都渋谷区渋谷4-3-27-604

# ❧ Memo ❧

# 5

## 患者に着目され
## 初来店を促すコツ

初めて何かをするのはハードルが高い。薬局も同じで
あり，初めて入るには，勇気が必要である。さりげな
い後押しがあることで，薬剤師に出会い，人生が変わ
るかもしれない。その扉を開けてほしい。

## お客を増やすための基本的な考え方

お客を増やしたい。

経営者ならば誰もが思うことです。

その方が，理念の実現により近づくのですから，当たり前の発想だと思います。そのためには，多くの方に店の存在を認知してもらい，「店に行きたくなる」という来店動機を作る必要があります。

これまで，特に門前の薬局では，客の来店動機は「処方箋を薬に引き換える必要があるから」でした。しかし，これでは薬局の理念の実現に全く関係ありませんし，このような薬局をやりたくて経営している方は，この本を手にしていないでしょう。

これからの薬局は，「**理念に共感し，興味があるから来店する**」という，客が来店動機を明確に持つことになります。

どのような業界でも，来店動機は大切にしています。

たとえば，あなた行くスーパーマーケットはいかがでしょうか？ 客が集まるように，新聞にチラシを折り込んだり，イベントを開催したり，安売りをしたり・・・数多くの手を打っています。店内に入ったのちでも，スタンプカードがあったり，そのスーパーマーケットグループだけで使えるクレジットカードがあるなど，顧客の囲い込みに躍起になっています。

これはどの業界でも当たり前にされていることなのですが，薬局だけはなぜか，来店動機を作るような活動が強いとは言えません。せいぜいドラッグストアがチラシを作ったり，会員カードを作ったりするぐらいでしょうか。これは，これまではこのような活動をしなくても客は来たし，黒字経営が成り立っていたという安泰の過去の歴史がそうしてしまったとも言えます。

次世代の薬局は違います。

的確に来店動機を作る活動をしないと，薬局は赤字転落する時代が来ました。門前のクリニックや診療報酬に頼る時代は終焉を迎えているのです。

来店動機を作る際の戦略について，この章でまとめていきます。

来店動機には，大きく2つの戦略を分けて考える必要があります。

　1つは，「**初来店動機**」

　もう1つは，「**再来店動機**」

　レストランで考えてみましょう。

　知らないお店に入るには勇気が必要です。それを乗り越えるのが初来店動機です。その店に入るのは，なぜでしょう。友人に誘われた，不安を上回る興味を引く何かがある，などが初来店動機になります。

　さらに，その動機を実行する，つまり初めて店に入るには，飲食店評価サイトで高い点がついている，メニューや店内の様子が事前にわかる，友人からのよい口コミがあるなどの支援が必要です。

　勇気を出して一度来店したのならば，次に来店する動機は変化します。初来店動機の際に感じた不安などはありません。今度は，本人が店から得た強い動機が必要になります。食事がおいしくてどうしてもまた食べたくなった，スタッフの対応に感激したなど，実際に初来店時に感じたことが，再来店動機になります。

　これらはそのまま薬局に置き換えられます。

　知らない薬局に入るには勇気が必要です。それを乗り越えるのが初来店動機です。その薬局に入ってくれるのは，なぜでしょう。

　この章では，「初来店動機」について，より深く考えてみます。

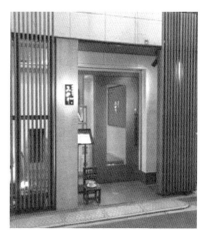

初めて入る店は
誰しも勇気が必要

# 店頭の作り方や見せ方の工夫

　初来店動機を持つにあたり，まずは地域の住民，門前の薬局ならばその病院から出てきた患者の立場になって，店の前を歩いてみてください。

　その薬局に入りたいですか？　隣の薬局ではなく，あなたの薬局を選ぶ動機がありますか？　客に来てほしいと思うのならば，**店頭の作り方や見せ方が何よりも大切**です。第一印象となりますから。

　患者の私から見て，いままでに入りたくなる薬局に出会ったことがありません。処方箋を受け取って薬が必要だから入らないといけない場所という認識です。

　あなたの薬局の店頭は，隣の薬局と比べて，何がどのように違っているのでしょうか？　客は入りやすくなっていますか？　時に，大病院の前に門前薬局が数店舗並んでいますが，通りかかる患者にはその違いがわかりません。

　他の業界では，そのようなことはあり得ません。

　たとえば，カフェ。たとえ数店舗が並んでいても，安くて速く出てくるのがウリの店，ゆったり落ち着ける店，商品が多い店，ヘルシーな店・・・それぞれの個性がわかり，自然と客のすみ分けができています。

　**あなたの薬局のターゲットに合わせて，店頭を作り，見せる必要があります。**

　店頭を作るツールの1つであるA型看板を例に考えてみましょう。店頭に置くその看板に何を書きますか？

　ターゲットが小児，つまりそのお母さんならば「Wi-Fi，電源あります」，高血圧の高齢者ならば「減塩料理レシピプレゼント中」。癒しを必要とする方ならば「リラクゼーション音楽提供中」かもしれません。つまり，ターゲットの方がヒットするような内容を店頭で通りかかる方に示すのです。それは，薬局だからといって，薬や医療の話に限らないのです。いや，個性を出すためにも，他の分野のほうがいいぐらいです。

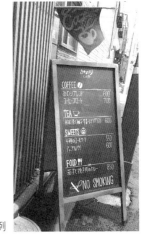

A型看板の例

「全国どこの処方箋でもお受け致します」という表記を大きく掲げている薬局も少なくありません。他業界で経営者だった私からすれば，この薬局は全国の処方箋を受け付けたいのかな，と違和感があるのです。本当に全国の処方箋を受け付けたいのならば，それだけの在庫をきちんと持つことが必要になるはずです。

そのような表記よりも，もっと通りがかりの方々にお伝えしなければならない大切なことがあるでしょう？　そちらをより目立たさなくてはなりませんよね。


理念はなんでしたっけ？

それに基づいて，今日のスタッフは何を具体的に言動化していますか？

それを，店頭でわかりやすく表記すべきです。

A型看板がわかりやすいので例にしましたが，それ以外にも店頭を今一度見直してほしいのです。　スタッフとのコミュニケーションを大切にする薬局ならば，本日の担当薬剤師の紹介を店頭ですればどうでしょうか？

薬剤師は，かかりつけ制度に見るように，1人ひとりに客が付くという商売です。例えが良くないかもしれませんが，夜の繁華街の店はどうして店頭に写真を並べているのでしょうか？

実は，経営者の目線で言えば，夜の繁華街の店と必要な考え方は同じなのです。そこにビジネスとして参考になる手法はあるのです。

店頭をもっと変えましょう・・・と言うと，すぐに設備投資をして，ドアを自動化しようかとか，看板をもっと目立つようにしたいなどと，大きなことを考え，実行できない現実にぶつかる経営者が多くいます。しかし，他の業界を参考にして，いまの設備でもできることをスタッフとともに考え，少しずつ変えていってほしいと思います。


少なくとも，自分が患者の視点，それも中の様子やスタッフの方を知らない立場で，店の前を通ってみて，隣ではなくあなたの店に入りたくなる気持ちにならなければ，一般の方に初来店動機は生まれません。ターゲット客に響く方法を，スタッフの皆さんで考えてみてください。

# ウェブやSNSに理念を示す

これからのビジネスにおいて，ウェブページやSNSは必須です。

2018年に東京都のある区の薬局を対象に，私が調べたところ，自店のウェブページを持っている薬局は約6割でした。大手を含めて，この低い数値に愕然としたものです。このように，いまだに自店のウェブがない薬局が多いようですが，他業界からすれば不思議です。無料で作れる広報ツールを活用しない手はありません。

患者の私からすれば，そこに理念やコンセプト，ビジョンなどを明記し，経営者として方向性を示すことが大切だと考えています。薬局はどこにするかと悩んでいる方が検索する可能性があります。

もちろん，検索された結果，選ばれないということもあるわけですが，そもそもヒットしなければ選ばれるかどうかのテーブルにも乗ることができません。

これまでの門前薬局で客が来ていた時代とは違います。もう間もなく薬局も患者が選択する時代になりつつあります。その準備はしておくべきと考えます。

時に，ウェブを作っても効果がないと言われます。そうでしょうか？　単に薬局に来る患者だけを考えているのではないでしょうか？　もちろん，重要なのはターゲットに設定したそのような方々です。しかし，その方を取り巻く方々や，ビジネスパートナーにもあなたの薬局の個性を伝えてほしいものです。

特に若手のスタッフを雇用したい場合，ウェブでチェックされていると考えるべきです。スタッフが集まらないという声を聞きますが，ウェブページがなければ集まるわけがありません。応募候補者がウェブページを検索してもヒットしない時点で，就職先候補から外れているのですから。

ウェブを作るスキルがないという方もいます。だとすれば，スタッフに作れる方はいませんか？

もちろん，掲載する内容は経営者が考えないといけません。しかし，技術的な部分はスタッフ，あるいはスタッフの知人の力を借りればよいのです。無料で作れる方法もいくつもありますし，有料であってもさほど経営に負担になる価格ではありません。

　ウェブを作るのは面倒だというのならば，SNSやブログでよいと思います。それならば，スタッフの皆さんと一緒に作っていくことも可能です。

　ウェブに何を掲載するかに悩む方がいます。その場合，他の薬局や飲食店などをたくさん見て，わかりやすい，ターゲットが似ている，雰囲気がいい，自分が行きたくなった，というウェブを参考にすればいいのです。文章や写真などはそのまま使ってはいけませんが，ページの項目や構成，デザインなどはできるかぎり似せればいいのです。

　ウェブに掲載する文章を書けないという方がいます。はっきり言います。その文章が書けないということは，あなたの店の理念や方向性をスタッフに伝えられていないのではないですか？ いつもスタッフに向けて熱く語っていれば，それを文章に書けばいいだけです。難しく考える必要はありません。

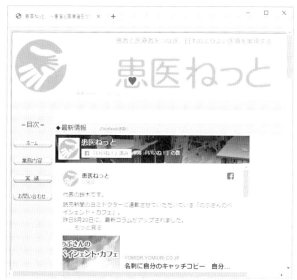

私が代表を務める「患医ねっと」のウェブページ

　一方で，ウェブを効果的に活用する工夫もあります。

　まずは，自店のウェブを公開し，その**URLを名刺に掲載**しましょう。そして，あなたの会社や薬局の個性を伝わるようにしてほしいのです。

　私の組織のウェブページは，極力更新をしなくてよいように設計しました。内容はシンプルにしています。ただし，時々閲覧してくれる方が変化を感じられるようにトップページにSNSと連動させ，**最新情報や話題を提供**しています。

　また，**実績のページ**をつくり，これまでに行った研修や講演先などを明記することで，私たちの活動がどの程度の広まりと確実性があるかを，客観的に把握できるようにしています。

　このページは，私自身が自分の経歴などを提出する際に，自分の参考にする役割もあります。

　私の組織は個人事業主として行っている零細企業ですので，大手企業と取引する際などは必ずと言っていいほどウェブページを確認されます。

　このように，必ずしもお客になる方だけがウェブページを見るのではありません。**信頼性を高め，安心感を与えられるという効果**もあるのです。

　ただし，ウェブページを作成する際には留意すべきこともあります。

　1つは，できるだけ更新をしないで済むページにすることです。ウェブを初めて作ると，イベント情報や社長の日々のブログなどを作りたくなります。しかし，先に述べたように，第一ターゲットをウェブで集客するわけではないのならば，そこに余分な時間を使うべきではありません。ウェブの存在意義は，無料（低価格）でできる広告宣伝であると割り切るほうがよいのです。そして，慣れてきたら，いろいろな機能を付け加えていけばよいのです。

　もう1つは，社長だけが自らウェブページを管理更新するのではなく，スタッフも情報をアップできるようにして，担当者を決めておくことです。これは，情報のミスなどがあった場合に少しでも早く修正をできるようにするリスク管理とも言えます。インターネットを介する情報は，とても速く展開していきますので，このような対策をお勧めしています。

# 地域に顔を出すのも仕事

　薬局の仕事は薬局の中にしかないと考えている経営者とも多く出会います。しかし，地域に根ざす薬局であれば，積極的に地域に顔を出していくのも大切な仕事の1つだと言えます。ですが，必ずしも経営者であるあなた自身が出ていく必要はなく，スタッフの仕事の1つと考えてよいと思います。その地域に住んでいるスタッフである必要はありません。在勤しているというだけで，地域活動に参加する要件は満たされるはずです。

　**地域に出る一番の目的は，薬局の機能をみなさんに知ってもらうことにあ**ります。

　多くの地域住民は，薬局は単に処方箋を薬に引き換えてくれる場所に過ぎないと認識しています。興味を持つことなく，処方箋が渡されてから薬局選びをしている。それが悲しい現実なのです。

　この現状の中で，薬局が，いや，「あなたの薬局」が何をしているかという話をするだけで，隣の薬局と違うという認識を持ち，薬局本来の役割を認識してくれるようになるのです。

　ですので，地域に出ていくスタッフは，理念が印字されている名刺を持つことが必須になります。その名刺を何枚配ってくるのかが大切なのです。もちろん，店のリーフレットなどがあれば，さらによいでしょう。

　その1つひとつは営業活動とも言えます。広告宣伝とも言えます。私から言えば，薬剤師の存在を高めるための広報活動だと考えます。

　さて，地域に出るとは具体的にどういう場に行くことなのでしょうか？商店会，町内会，マンションならばマンション組合などがわかりやすく，地域に参加しやすいと言えます。もし会合の場所で困っている人がいたら，薬局を貸してもよいですよね。その際に，薬局内見学をしてしまってもよいと思います。無料，かつ簡単にできる広告宣伝なのです。

　他にもお祭りや地域であるイベントなども考えられます。面倒だと考えるのではなく，積極的に参加し，薬局の存在価値をアピールすればいいのです。

　私はカフェを経営していた時代，八百屋，米屋，酒屋など，近所の個店が使える場合は，多少高くても使いました。こちらが顔を出して使えば，相手

もこちらを使ってくれるようになります。お互い様の意識です。地域の皆さんと顔の見える関係になることで，かかりつけの薬局・薬剤師として選んでくれるようになるのです。そして，健康に関して相談に来てくれるようになるのです。これは，診察という形態が必須の，クリニックや病院ではできないことです。薬局だからこそできることであり，それができる薬局のみが今後は地域で生き延びていけると言ってもよいでしょう。

　もし，学校薬剤師の任があったら，それは積極的にかかわるべきだと思うのです。なぜならば，学校に入れるということは，まさに地域として活躍できることであり，その学校関係者を見れば，学校の職員，生徒，そしてその家族を巻き込むことができるからです。難しいかもしれませんが，学校薬剤師として学校に行く機会があったなら，講演会の講師を引き受けると提案すればいいと思います。特に，小中学校ではがん教育なども義務化され，学校としても健康教育をしてくれる方を探している可能性があります。講演のスタイルが難しいとしても，季節ごとに健康に関する情報ペーパーを作って，生徒への配布の可能性などを模索してもよいでしょう。その情報の最後には，あなたの薬局の情報を少し入れておけばいいのです。チャレンジしてみて，断られたらあきらめればいいのですが，チャレンジする前からダメだろうと思っている方が多くいるのが残念なのです。

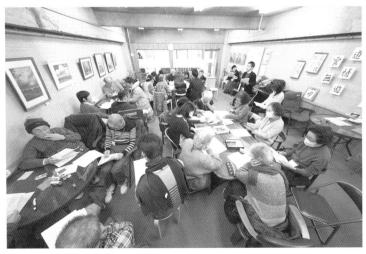

ある団地で定期的に行われている高齢者向け勉強会

# 提案書の書き方

　自分の店に始めてくる客の動機，初来店動機を地域や学校に広めるには，これまで紹介したように薬局の中ではなく，外に出て活動していくことが大切なことはご理解いただいたと思います。

　このように自分の活動の場を広げるには，何をしたいのかという主意がわかるように，その所属の長（自治会長や学校長など）や主催者などに**文書で示す必要があります**。

　そのための**提案書**をつくり，担当者へ渡すことで，より的確に実現していきましょう。

　なぜ，文書で提案書を作るのでしょうか？

　口頭で担当者に提案内容を伝えただけでは，その担当者が部署内で所属長の許認可，つまり決裁をとるために自分で文書を作成しなければなりません。それでは，主意がきちんと伝わるかわかりませんし，過不足があると後で困ることにもなりかねません。文書で明確に伝えておくというのは，一般組織では不可欠なことなのです。

　私は，ある程度大きな仕事をいただく際には必ず「企画書」の形で作成し，提出します。逆に，研修や講演などを受託する場合も，大抵の場合は確認書や依頼書というように文書で内容を頂戴します。

　以下に，提案書に盛り込む内容を挙げておきます。

- **開催概要**：数行でどのようなことをやりたいのかをざっくりとわかるように示します。忙しい所属長はこれを読んで，興味がわくか，却下するかを決めます。
- **目的**：「薬物乱用の危険を貴校生徒に理解していただき，犯罪や家庭崩壊などのリスクを低減させる」などのように，この企画を実施する目的，もしくは達成できることを示します。もちろん，所属長にとってメリットがわかるように示す必要があります。
- **内容**：「全学年，教員，および保護者を対象にした60分程度の講演会」の

ように，内容を示します。講演の内容がほぼ確定してしている場合は，それを掲載してもよいでしょう。

- **ご用意いただきたい備品**：「プロジェクター，DVDプレイヤー，マイク3本」など，より具体的に示し，用意できない備品がありそうな場合は，レンタルしてでも用意していただくのか，なくてもよいのかなど，所属長が判断しやすいようにしておきます。

- **日時**：「8～9月の土日（ただし8月1日は除く）の開催を希望」のように，希望の日時，逆に対応できない日時を挙げておきます。特に学校は年度初めの段階で，年間を通してすでに行事が決まっていますので，そこに追加するのならば選択肢が多く必要です。

- **予算**：無償であっても，所属長を安心させるために，予算欄を作り無償を明示する必要があります。有償の場合は，講演料，交通費，宿泊費などの明細も記載し，後になって追加請求することがないようにします。見積書を添付してもよいでしょう。

　一般に，講演の場合は源泉所得税の扱いも明確にしておきます。所属部署の経理担当の方がすべきことも生じます。多くの部署では，年間の予算は前年度末にはほぼ確定しています。よって，すぐに開催したいような場合は予算がありませんので，それなりに低い額で対応せざるを得ないと考えるべきです。

- **参考資料**：検討しやすいように，過去の実績，講演者のプロフィール，予定される講演内容，投影ファイルなどがあれば，参考資料として添付しておきます。

　この場合，担当者が決裁者に資料を回覧することを考慮し，冊子や折りたたんだ資料は避けて，コピーを取りやすいようにA4サイズに統一すると，よりよいと思われます。


　この提案書を見れば，あなたから直接説明を受けなくても内容がわかることが必要です。そして，担当者が決裁者にこの提案書を添付するだけで決裁を受けられるように整えてあげるのです。

## 理念につながる活動を実践する

　地域住民や門前の病院に向けて初来店動機を持ってもらうには，診療報酬に直結しない様々な活動が必要です。

　しかし，手を広げすぎても大変ですし，スタッフも疲弊してしまいます。
　当然，優先順位をつけながら行うことになります。
　その際のお勧めとしては，理念につながる活動をより優先的に，力を入れて，取り組むということです。
　実例を挙げましょう。

　ある薬局の理念は，「私たちは，お客様1人ひとりの幸福（しあわせ），あらゆる人々の幸福（しあわせ）を願い，笑顔を増やします。」です。
　その会社での研修を終えた私は，帰る途中であるカフェに入りました。そのカフェでは，地域の方からの写真を掲示したフォトコンテストが開催されていました。
　正直，写真としては到底プロの方にはかないません。でも，その写真を見るために，出展した方がご友人とお越しになり，楽しそうにお話されています。まさに，そこには笑顔がありました。

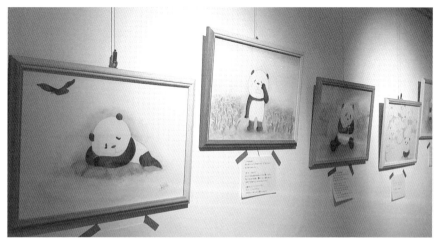

私が経営していたカフェでも絵画展を開催していました

　私はひらめきました。笑顔を増やすと理念を掲げている薬局で，「笑顔の家族をテーマにフォトコンテスト」をできるのではないかと。

　このカフェでは，出展された方は常連客かもしれませんが，連れられてきたご友人はおそらく初来店だと思われます。初来店動機は本来のカフェとしての機能ではありませんが，このカフェが地元に根づいており，友人の行きつけであることからも，安心して入店できたことと思います。

　店の側としては，無料で初来店してくれるお客さんがいることになります。さらに，理念の1つを実現化でき，お客さんにそれを感じ取ってもらうことにつながるのです。

　このような活動で，目先の利益が上がるわけではありませんが，初来店動機を作るような理念につながる活動を様々行っていくことで，店が地域に認識されていくのです。

　私が経営していたカフェで行っていた事例も紹介します。

　ぜひ，あなたの薬局でも実現できるかどうか，あるいは応用したアイディアが浮かぶかどうかという観点でご覧ください。

### ◇コーヒー教室

　薬局に置き換えればお薬教室だと思います。私はコーヒーマイスターの認定を得ています。しかし，コーヒーマイスターは何をでき，どのような技量があるかを皆さんは知りません。そこで，安価でコーヒー教室を定期的に開催していました。参加しなくても，チラシやウェブページの告知を見るだけで，おおまかに理解してもらえるのです。

### ◇メールマガジン

　顧客からメールアドレスを登録してもらい，そのアドレスに向けて定期的にメールマガジンを送付していました。もし，薬局から送っていただけるのならば季節に合わせた体の管理方法や，薬の知識が深まるようなコラムなどがあるといいなぁ，と思います。

### ◇SNS

　Facebookではグループやページを作って，ハッシュタグをつけたりして，告知などに使っていました。写真を多く入れることで，まだ店に来たことの

ない方によりイメージしやすいように工夫をしていました。薬局でもできると思います。若い方がターゲットのお店ならばLINEなどがよいのかもしれませんし，この先もいろいろと新しいSNSが現れるでしょうから，常にアンテナを張りながらどのツールを使うかを見極めていきたいですね。

　以下に，私のカフェでは行っていませんでしたが，薬局でもできそうなアイディアを挙げます。

### ◇料理教室

薬局内で料理をするのは現実的ではありません。
　そこで，身近なスーパーマーケットやコンビニエンスストアで売っている弁当やお惣菜をもとに，成分表の見方や弁当選びの基本などをテーマとする教室はいかがでしょうか？

### ◇製薬企業見学会

　MRにその会社の工場見学会を依頼すると受けてくれるケースが多くあります。近くに工場があるのならば，お客さんたちと一緒に見学会に行かれてはいかがでしょうか？

### ◇薬局新聞

　毎月薬局新聞を発行し，それを店頭に置き，無料で取れるようにしておくのです。内容はメールマガジンなどと同じでも構わないと思います。私のアイディアとしては，裏面に「相談受け付けます」と書き，連絡先と相談内容を記載できるようにしておきます。実際に相談に来ることはあまり想定できませんが，処方箋がなくても入れるのだという認識を持ってもらうための方策の1つとして考えています。

　いかがでしょうか？
　初来店動機を持ってもらうために，他の業界でも様々な活動が行われていますので，自分が客としてどのように初来店動機を植え付けられているかという観点で，常にアンテナを張ってほしいです。

## ♨ 一般社団法人 薬局支援協会（竹中孝行さん）
### 先駆的な取り組みで薬局を社会に発信し続ける

一般社団法人薬局支援協会は，「人々の健康のために薬局が更なる一歩を踏み出す機会を創造する」を理念に，全国で先駆的な取り組みをしている薬局の情報を集め，みんなで選ぶ薬局アワードの開催や薬局の取り組みをウェブで紹介するという珍しい取り組みをしています。そこで，代表の竹中さんに話を伺いました。

**鈴木** ▶ こんにちは。この協会は，単なる薬局とは違いますが，どういう狙いがあるのですか？

**竹中** ▶ 私自身，薬局も経営していますが，「薬局はどこも同じ」や「信頼できる薬局を見つけたい」といった患者さんの声を多く耳にしてきました。確かに一般の方にとって，薬局の情報が少なく，探しにくい現状があるなと感じていました。そこで，様々な取り組みをしている，信頼できる薬剤師がいる薬局があることを発信したいと思って始めました。

**鈴木** ▶ 協会としての取り組みの1つである，みんなで選ぶ薬局アワードはどういう取り組みですか？

**竹中** ▶ 全国の薬局から創意工夫している取り組み，それに至る思いを募集し，審査を行います。一次・二次選考を通して，最終的に代表薬局を選出させていただき，一般の方を対象にした「みんなで選ぶ 薬局アワード（決勝大会）」にて発表していただきます。

**鈴木** ▶ 毎年1回開催し，今年で3回目ですよね？

**竹中** ▶ はい。世の中の多くの方が薬局の取り組みを知ることで，今まで"どこの薬局も同じ"だと思っていた患者さんに新しい薬局の見方を提供し，国が推奨しているセルフメディケーションの足がかりとなる「かかりつけ薬局」を選択する判断材料を作りたいのです。信頼のおける薬局に通うことで，病気の予防や健康の維持につながる

と考えています。

**鈴木** 毎年，薬局アワードを拝見していますが，回を重ねるごとに盛り上がっていますよね？

**竹中** そうですね。会場にいらしてくれる聴講者は200人ぐらいですが，ウェブを介してご覧いただく全国の方や，興味を示してくれるマスコミの方もおり，毎回新しい発見や発展があるので楽しみです。

**鈴木** 実際に，この協会を立ち上げてから，変化があったということですか？

**竹中** そうです！ 一般の方からも，薬局をもっと活用したいというような感想なども多く寄せられています。私も，薬局アワードに応募してくれる先駆的な薬局に実際に伺うことで，多くのことを学びました。先輩たちのお店の見学はいいものですね。

**鈴木** 協会としては，この先，なにを目指していますか？

**竹中** はい。一般の方が，迷わず薬局を選び，お互いに信頼しあえる文化を日本に作りたいと思います。

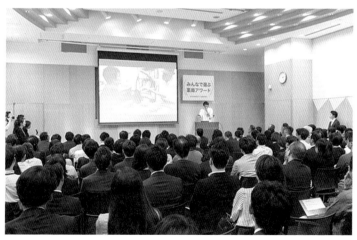

第3回薬局アワードの様子

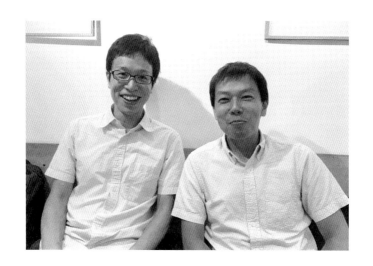

**鈴木** 確かに，こういう大会で受賞したなんて店頭に貼ってくれたら，地域の住民の皆さんに薬局の特徴もわかってもらえそうですね。

**竹中** 実際に，過去の薬局アワードに参加された薬局からは，お客さんにアワードのことを聞かれたり，その噂を聞いたと言われるなど，効果が出ているみたいです。

**鈴木** 文化を日本に作るとは，壮大な理想ですが，私も共感していますので，これからも協働して，広めていきましょう！

**竹中** よろしくお願いいたします。

> 一般社団法人 薬局支援協会
> URL：http://ph-support.jp/

# ❧ Memo ❧

# 6

## 客をファンに育て
## 再来店を促すコツ

薬局は「ファンビジネス」である。客は，薬をもらいに
薬局へ行くのではなく，あの薬剤師に会いに行きたい
のだ。客とともに薬局は成長していく。それを意識した
経営戦略がいま求められている。

## 再来店動機に関する考え方

　この章では再来店動機について考えます。初来店動機とは全く違うアプローチとなります。

　初来店動機により入店したお客さん。店が考えるターゲット度はどれぐらいでしょうか？　すべての客に再来店動機を与える必要はありません。ターゲット度に応じた対応をすべきです。もちろん，きれいに分けられるわけではありませんが，スタッフの間で，店として普通に接するのか，とってももてなすのかという共通認識を考えておく必要はあるのです。

　あなたもレストランに行って，店の対応に差を感じたことはありませんか？　隣の客にはオーナーが挨拶に来て，ドリンクがサービスされて，帰りにはスタッフが出口まで見送りに出て，深々とお辞儀している・・・しかし，自分に対しては，不快に感じるほどではないものの，そこまでもてなされている感じがしない。これはまさに，店がターゲット戦略を実行しているということであり，あなたはそのレストランからすれば，さほど重要ではなく，そこそこのお客に過ぎないということです(笑)。

　観光地のお土産屋は，基本的に再来店動機を作る必要はありません。ですから，あまりもてなすとか，お客とじっくりとお話するなどと言うことはありません。

　一方で，商店街の中にある物販店は再来店動機を作らなければ商売になりません。ですから，気さくに声をかけてきたり，個人情報を取ろうとします。

　このように，他業界での再来店戦略を改めてみてみると，薬局でも使えることや考えることがあるのではないでしょうか？

　再来店してくれた方は，単に処方箋を持ってくるだけの存在ではありません。ファンになっていただき，口コミなどで薬局の良さを広げてくれ，友人らを連れてきて，(無償で働く)広告宣伝担当者になってもらえる可能性があるのです。もちろん，その逆になるリスクも常にありますが・・・。

# 再来店を促す戦略

　客に対して再来店を促すための戦略は多岐に渡ります。**電話，手紙，電子メール，SNSなどは検討すべきアイテム**です。そのすべてを行う必要はなく，どの戦略を使うかは，ターゲット客が誰なのかを考えて，必要最低限を選択すればよいのです。そして，その戦略はスタッフのルーティンワークの1つとして組み入れてしまい，**普段の業務の中で当たり前に行うべきです**。

　先日，インターネットで第2類医薬品を購入しました。その数日後，購入した会社の薬剤師から，状況確認などとともに，相談先などに関する情報がメールで届きました。自動で送信されていることはわかります。しかし，なにもアクションがない薬局よりも，サポートがあると感じました。

　新しい薬を飲み始めた患者の不安は，飲み始めてから，つまり薬局ではなく，自宅や会社にいる際に感じるものです。その際に，なにもアクションがない薬局と，メールが1本入っていた薬局。あなたなら，どちらの薬局に再訪するでしょうか。

　私は，かかりつけのデンタルクリニックがあり，定期的に検診に行きます。予約するきっかけは，数か月経つと送られてくるデンタルクリニックからの検診を促す葉書です。

　また，私のかかりつけ薬剤師から通院日の朝にSNSでメッセージが届いた経験もあります。お薬手帳に次回の通院日が書いてあったのを記録していたようです。その文言も，「通院日ですね。気を付けていってらっしゃい」という内容だけであり，けっして薬局に来るように書かれていなかったのは好印象でした。

　他の業界でも，再来店を促す作戦は当たり前に行われています。車検が近づいた際に届くディーラーからの割引券付きの案内葉書，髪を整えたくなるころに届く美容室からの電子メールなど，あなたもきっとたくさんの案内を受け取っていることでしょう。

　ところが，それをしている薬局は少ないようです。

　次回の通院日は処方箋を見ればだいたい把握できます。わからなければ聞けばよいのです。客の住所も名前もわかりますよね？　単なる宣伝だと不快に思う方も多いですから，体調を気遣う内容や，薬の副作用を確認するような電子メールを送ってはいかがでしょうか？　服薬指導の際に薬局からの問い合わせや案内をしてもよいかを聞いておけばよいのです。初診時の問診票に，不要の場合はチェックを入れるような設問があってもよいでしょう。個人的には電子メールアドレスを記入してもらう形にして，定型文をメールできるようにしておくのがよいと考えています。そうすれば，実質的にかかる費用はほとんどありません。

　処方箋がなくても来店してもらうには，きっかけが必要です。たとえば，マスクの安売り，健康啓発イベントの開催，新しいデザインのお薬手帳カバーの販売開始など，きっかけはいくらでも作り出せます。花粉症の季節に入る前に，花粉症関連グッズなどを一か所の棚にまとめて配置し「花粉症対策強化週間開催中」と，まるでデパートのセール販売を彷彿させるような文言で，客にアピールすればよいと考えます。葉書のデザインやメールの書き方は，まさにデパートのそれらを真似すればいいのです。

　もちろん，商品名の記載などにおいて，広告規制のルールには十分にご留意くださいませ。

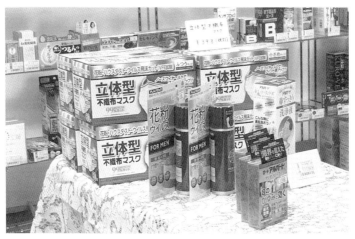

つるさん薬局（17ページ参照）では花粉症関連商品が手の
届くところにまとめて置かれていました

## 店内の作り方や見せ方の工夫

再来店してくれたお客さんは，さらに，あなたの薬局やそこで働く薬剤師のファンになってもらうのだという意識を，全スタッフが持つべきです。

あなたも，レストランや美容室のことを友人らに言いますよね，良くも悪くも。これが口コミであり，積極的に良いうわさを流してくれるファンをいかに作っていくかが，ビジネスとしては成功のカギになります。

まずは，足を踏み入れてくれた店内の作り方について考えてみます。

店内の作り方や見せ方も工夫が必要です。当然，客は，店内に入るやいなや，様々なことを感じたり，見たりしています。そこで，真っ先に考える必要があるのは待合スペースの環境です。数分とはいえ，多くの薬局では待ち時間があるのが普通です。この時間はまさにうってつけの宣伝タイムです。待たせないではなく，**飽きさせない，店を知ってもらう，そしてわくわくさせる**のです。

たとえば，待合スペースにあるテレビ。何の番組を流しましょうか。当然ですが，理念に基づき，ターゲットとする客が好む番組を選ぶべきです。そもそも，テレビを設置する必要があるかどうかも検討が必要です。

置いてある本や雑誌などは何ですか？　ターゲットがママさんならば，女性週刊誌と子どもをあやすような漫画やおもちゃがあるとよいでしょう。一方で，高齢者向けの雑誌を置く必要はありません。

椅子の色は何色ですか？　その色は，店の理念にあっていますか？

壁に貼られたポスターは何ですか？　色褪せたりはしていませんよね。

オープンキッチンのレストランはおいしく感じるものです。それと同じ原理で，調剤室をよりオープンにして，疑義照会の様子や監査の流れなども，お客さんに見せ，薬剤師が何をしているのかをもっとお客さんにアピールできるような見せ方や工夫もあっていいと思うのです。

がんばっている姿を見せることで，あなたのファンが増えるのではないでしょうか？

## 生活をとらえ，情報を共有する

　薬剤師の使命は，患者の健康な生活を確保すること。そして，薬局の役割は，その拠点となること。それがベースだと考えます。そのためには，客の生活を捉えて，その情報をスタッフ間で共有するという意識や，仕組みの導入が必要です。

　たとえば，野球が大好きで毎週のように野球場へ観戦に行き，自宅でもテレビの前に釘付けという患者さん。野球の話題から入ることで，生活の変化がわかるかもしれません。

　「最近は，あまり野球を見に行かないんだよね」

　こんな言葉にどう返しますか？　もちろん理由を聞きますよね。

　「いやぁ，駅から球場が遠くて歩けないんだよ」か「トイレが近くなっちゃって」か「体がだるくて」か。

　その返事によって，薬剤師として相談に乗ることができます。単に薬の話だけをしていては，この患者の生活の変化を捉えることができません。

　このような対話のできる関係性を求めている患者は少なくないと思います。求められているように感じないのは，そもそもとして，こういうことまで薬剤師に話してよいのかすらわからないから。生活を捉えた対話ができたら，その客は十分に再来店動機を持ってくれたと考えてよいでしょう。

　そのために大切なのは，客の1人ひとりの生活をスタッフがきちんと聞き出して，それを**全スタッフが共有できるようにしておく**ことです。

　情報の共有のためには，薬歴での記録が考えられます。しかし，記載する欄（タブ）がすぐに出てこないシステムの場合は，ちょっと難しいかもしれません。

　私がカフェを経営していたときは，顧客ノートを作っていました。ルーズリーフ式のノートを使い，1枚の表裏で1人の客。そこに，いつもコーヒーはブラックで飲むといったような客の特徴，娘さんが受験を控えているといった家族構成や生活状況，釣りが好きなどの趣味，娘さんの高校受験の結果などの次回に聞くこと，つまり，その方の生活の様子や会話の内容のキー

ワードを書いておきます。その記録用紙を客の名前のあいうえお順で並べておきました。

　カフェでは名前を名乗りません。そこで名前を把握する方法で悩みましたが、名前を記載するスタンプカードを作成し、個人情報を聞き出しました。薬局では必ず名前がわかりますので、よいですね。

　以前、薬局経営者の集まりで薬局でのスタンプカードの導入可否を話題にしたことがあります。診療報酬に対して割引はできないという返事でした。そうではなく、相談やOTCや生活用品の購入ならば問題ないのでしょうし、1来店で1スタンプを提案します。1回の血圧測定ごとなどのような感じでもいいでしょう。

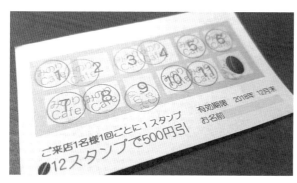

客の名前を把握するためにカフェで自作していたスタンプカード

　「来店＝処方箋持参」という意識から薬局経営者自身が脱却すれば、いろいろなことができますね。多くの薬局ではスタンプカードの1つも導入できないということですから、本当にいまがチャンス。少し変わったことをするだけで、再来店動機を作り出せるのです。

　薬歴に書くだけでも精一杯であり、忙しい中でそのようなことまでできないというスタッフがいるかもしれません。その場合、薬局業務の中でなにを優先させるかについて、経営者が理念に基づいてトップダウンさせる話だと思います。

## 挨拶と声掛けなどの言動はしっかり指導

　客は，初めての来店と，2回目以降の来店では，来店動機が違います。客の心理を考え，スタッフは接客する必要があります。再来店されたということは，あなたの店が気に入った可能性が高く，少なくともダメだとは感じておらず，ポジティブな印象があったということでしょう。

　あなたがレストランに入る時を思い出してください。初めて入る際と2回目以降では気持ちが違いますよね。初来店時に不快な思いをした店には二度と行かないものです。それを考えれば，再来店してくれた方には，そのお礼を申し上げるべきです。患者の立場からすると，多くの薬局は客に来てもらうことが当たり前になりすぎていると感じています。

　客が来店した際に，スタッフはどのように声をかけていますか？

　あなたはレストランに2回目以降に入店した際に，どのように声をかけられたらうれしいですか？

　まずはしっかりと挨拶をすべきです。

　「こんにちは」や「いらっしゃいませ」。もう少し顔なじみになったら「あら，どうしたの？」など，くだけた言葉でもいいと思います。入店してくれた客に対して，**スタッフが挨拶するのは当たり前**だと思うのですが，これができない薬局が少なからずあります。私は，患者の立場として挨拶できないスタッフがいる薬局には二度と行きません。なぜならば，無意識とはいえ，スタッフが客を見下している表れですから。

　そして，「ご来店ありがとうございます」というように**来店に対する感謝の気持ち**を伝えているでしょうか？「お大事に」だけではありません，来店に対するお礼です。私は患者として利用した薬局で，スタッフからこの言葉は聞いたことがないのです。他の業界ではありえない態度です。逆に言えば，この一言をつけるだけで，他店との差別化が図れ，再来店動機につながるということです。1秒でできる広報活動なのです。

　言葉が出るようになったとして，言動はそれに伴っているでしょうか？

　この言動は，理念やターゲット客に応じて変わってもよいのです。普段だ

と退店していく客の後ろ姿に向かってお礼の言葉をつけるだけだったとしても，店としてターゲットとなるお客さんは別。上客ですから，より印象に残るように接客し，今後も絶対に来店してもらうという言動が必要です。

そのためには，出口まで見送る，世間話に付き合う，ちょっとしたサンプル品をサービスする，お手洗いなどに気遣う言葉を投げかけるなど，扱いが変わっていいのです。もちろん，忙しさなどによって変わるわけですが，そもそもとしてこの意識があるかどうかは，客にわかります。

たとえば，貴金属を買ったお店で出口まで店員が商品を持って見送りに来てくれたことはありませんか？　一方で，ぶらりと入った店では退店する際に見送りには来ません。その差はどこにあるのかと考えればいいのです。

薬局も同じです。ターゲットとする客に対しては，店の名刺を渡して「何かあったらいつでも気軽にご相談してくださいね」と一言付け加えるだけで，客はスタッフの言動から，上客扱いされたというよい印象を持ち，理念に共感し，あなたの薬局にまた来てくれることでしょう。

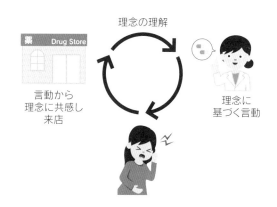

経営者であるあなたは，客の心理に応じた**挨拶と声掛けと態度について，スタッフに指導をすべき**です。薬局でしか働いた経験がないスタッフは，まさにこの意識がないと私は感じています。なぜなら，これまでに誰からも指導されていないし，考えたことすらないのですから。

## 客が理念をとらえているかを調査する

　スタッフは理念に基づく言動が必要だと前述しましたが，店の理念について，スタッフを通して客が感じ取れていますか？　その根拠は何ですか？　そのためには定期的に**客が理念を捉えているかを調査する**ことが必要であり，その結果をスタッフにフィードバックし，スタッフの言動が適切であるか把握しなくてはなりません。

　飲食店でテーブルにアンケート用紙とペンが置かれていた経験があるでしょう。車のディーラーも，点検の最後にはアンケート葉書を渡してきます。このように，他の業界では客の満足度を調査しています。この満足度とは，まさに理念に基づくスタッフの言動が，客に伝わっているかという点が大切なのです。

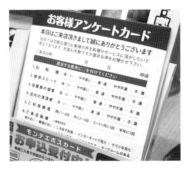

アンケートカードの一例

　逆に言えば，理念とは異なる点はどうでもいいのです。たとえば，理念に基づき患者の主訴をしっかりと聞く方針の薬局において，客の待ち時間に対する意識を聞いてもさほど意味がありません。それよりも，主訴をしっかりと聞いてもらえたかについて，調査する必要があります。このように，アンケートの設問内容は，店によって異なるのが当たり前であり，それは理念から落とし込まれるべきなのです。

　アンケートを調査する対象は，ターゲット客に絞るべきです。たとえば，高齢者から「子どもの声がうるさい」という意見が挙がった場合，小児がターゲットの店ならばその声は無視していいのです。逆に，高齢者向けの店においては絵本やBGMなどを工夫して子どもが静かになるような対策が必要かもしれません。そのためには，調査の段階でターゲット客かどうでないかを

選別する設問が必要です。アンケートに年代，来店頻度，居住地など，簡単に答えられる設問をうまく配置し，アンケートの回答者がターゲット客であるか否かを判別できるようにしておきます。

アンケートは大勢を対象にする必要はありません。私がカフェを経営していた際の経験から言えば，ターゲット客から数十の回答を得られれば傾向は見えてくるでしょう。

ターゲットの広さや，調査手法によって異なりますが，いつでも行うのではなく，定期的に数日間程度のイベント的にして調査する程度でもよいかと私は考えていますし，客の来店頻度を考えれば長くても1か月だと思います。

さて，調査したからには，次に対策を考えましょう。その際に，客が言う対策をそのまま実行するのではなく，本質をしっかりと考える必要があります。

先日，ある薬局のアンケート調査に協力させていただきました。私が待合室にいる患者さんに聞き取り調査する手法を用いました。そこはアットホームな家族経営の薬局であり，患者もほとんどが顔なじみです。そこで，薬剤師がフロアに出てきて，座っている患者の脇に薬剤師も座り服薬指導をしています。それがこの店の理念に基づいた言動の1つなのです。それがある患者には，プライバシーの面で不快に感じられていました。

私は勧めた対策は，この服薬指導のスタイルであることをしっかりと入店前に理解してもらうことです。ともすれば，プライバシー保護の面から他店と同じようにカウンターに客を呼んで声を落とし，服薬指導するというスタイルにしがちです。しかし，それではアットホーム感もなければ，他店との差別化もできません。一見，薬局としては逆行しているように見えるでしょう。しかし，理念に基づいて対策を考えれば自ずとこうなってくるのです。

他店の真似をするのではありません。あなたの店の特徴や強みを伸ばすために，客の調査結果を活かしていくのです。差別化をより強くしていくのです。もちろん，法律は順守しなければなりません。しかし，その中で，独自の方法を見出すことは悪いことではありません。

客の意識をいま一度しっかりと把握し，それに基づいた対策は多くのスタッフで対話し，理念に基づいた施策を実施してほしいのです。そして，それがそれぞれの薬局の独自の文化を創ることにつながり，私たち患者が薬局を楽しく選べるような時代がいますぐにでも来てほしいのです。

## 巻き込まれた客が店を変えていく

　調査に基づき対策を立てるにあたり，理念をもとに多くのスタッフで対話すると前述しました。

　さらに，あなたの薬局のファンになってくれている常連客を巻き込んでよいと考えています。そして，それを実行する際に，その**客を巻き込み，店を変えていく**のです。

　もちろん，客を巻き込む際にはいくつかの留意点があります。それは，最初の段階で必ずしも対策を実現できるとは限らないと伝えておくことや，実行に移す段階は詳細の調整が必要になるので客は除き，スタッフだけで具体的に検討することなどです。

　行政は，公聴会やパブリックコメント募集という方法を取ります。まさに，それを薬局でも開催するのです。客に言われたからといって，それを必ずしも行う必要はありません。誰に協力してもらうかは，調査の段階で，客に協力の可否まで聞いておき，申し出てくれた客の中からあなたが選んでいいのです。

　私が経営していたカフェも，客がずいぶんと店の運営に手を貸してくれました。DIYが得意な方は食器棚を作ってくれ，焼き物をされる方はカップとソーサーを提供してくれました。メニューも一緒に考えてくれたり，逆に当店のレシピを自宅で真似して，それをSNSにアップしてくれるような方もいました。メニューなどのデザインも，店の前に掲げたフラッグも，店内のおしゃれなオブジェも，コースターも，コーヒー教室のイメージ動画も，すべてお客さんたちが作ってくれたものです。

　客とともに店を作り上げていくのは，地域に根差す薬局にはとても強い力になります。

　協力者には，交通費に少し上乗せしたぐらいの額のプリペイドカードなどをお礼として提供すればいいと思います。それらの条件も含めて，協力依頼の際にまとめて文書や電子メールでお伝えし，同意を得ておきます。

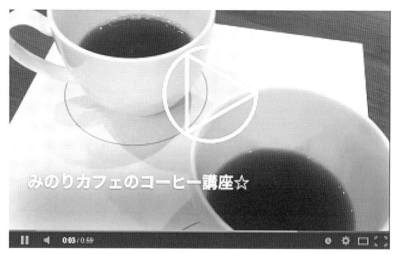
コーヒー教室へ参加した常連のお客様が作ってくれたイメージ動画
http://www.kan-i.net/cafe/

客を巻き込むことには，大きなメリットがあります。

1つ目に，**他業界やユーザーの視点が入る**ということです。薬局のスタッフは良くも悪くも視野が広いとは思えません。そこに全く違う思考が混じることで，他店との差別化がより強く打ち出せることになるとともに，スタッフに新しい発想が身につくのです。特に，薬剤師があまり得意ではない分野であるウェブ制作，チラシなどのデザインなどは，お客さんの中に得意とする方がいればラッキーです。

2つ目に，客とスタッフの距離が近くなり，**スタッフは客の心理を理解できるようになる**のです。服薬指導など，いつものやり取りの中ではお互いの思考や現状を共有することは難しいです。しかし，時間を作って対策を一緒に練る機会を作ると，薬局の裏側についても知ってもらえ，あなたの店の応援団になってくれることでしょう。

3つ目は，その客はあなたの店を**楽しみに来てくれるようになる**ことです。自分の声がもとになり，店が変わっていくのです。来店するのが楽しみになることでしょう。ですので，実行に移せた時点で（もしくは移せないと判断した時点で），きちんと報告する必要があります。

## 客を広告塔にしていく

　来店してくれた客は，ファンになり，あなたの店の広告塔になってくれるかもしれません。ターゲット客層へのネットワークが強いと思われるファンは特に大切にし，あなたの薬局の特色を体感していただき，それを広めてもらうように誘導しましょう。

　あなたも，SNSでおいしい飲食店を知ったり，知人からの噂話で役立つ情報を得る経験を日々されているでしょう？　逆に言えば，あなたの店はどれほどSNSで客が情報をアップしてくれたり，よい薬局として噂話に取り上げてもらっていますか？　取り上げてもらうとすれば，どのように紹介されたいでしょうか？　理念や店の特色がうまく伝わるようにしたいものです。

　つまり，ファンの方が広告宣伝をしやすいように，その文言もうまく伝えていくのです。理念をわかりやすく伝える言葉・・・店や商品などのコンセプトがあるとよいでしょう。

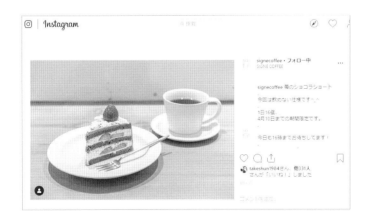

　私がよく行くカフェでは，ホームメイドのスイーツがウリです。毎日のように店主がスイーツを作っている様子や出来上がったケーキの写真がアップされ，そこにこだわりがコメントされています。客はそれを見て「おいしいスイーツの店を知っているから行きましょう！」と友人を誘うのが目に浮かびます。つまり，その店ではSNSを使って，それを見た客がそのまま友人や仲間に伝えれば理解できるようにしているのです。まさに広告塔にしてし

まっているのです。

　ファンはSNSでどのような投稿をしてほしいでしょうか？

　イベントの案内でしょうか？

　それならば，イベント開催時に写真を撮る時間をちゃんと作り，SNSへアップ歓迎を説明し，誘導すればよいのです。ハッシュタグを決めてもよく，その場合は後できちんとアクセスし，コメントなどを残してあげることで，ファンがさらにコアファンとなります。

　薬局も同じように自店の理念からくるこだわりや特色がわかるようにして，そのまま家族や知人にあなたの薬局を紹介できるようにすればいいのです。たとえば，スタッフがゆったりと腰かけている写真を一枚。そのキャプションに「当店はゆっくりとお客さんの相談に応じます」と書いたリーフレットを用意し，客に配布するだけで，その客は知人に「相談にのってくれる薬局があるの！　教えてあげる！」などと，あなたの店の広告塔になってくれるのです。

　つまり，**客はそのまま伝言できるように，店がその文言をキャッチフレーズとして作成し，それを目に見える形にする**のです。


　あなた自身が1つひとつこのような対応をする必要はありません。おそらくスタッフに，こういうことが好きな方もいるのではないかと思います。これも業務の1つとして位置づけ，広告塔になってくれたファンを巻き込んで，客もスタッフも隔てなく，店を盛り上げる役になってほしいものです。

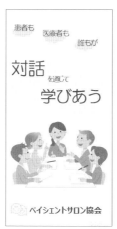

私が代表を務めるペイシェントサロン協会のリーフレットの表紙。
手にした方が，このまま伝言し，広報してくれます。

## コトブキ薬局横須賀店
### 客をリピートさせるには，感動させるという意識から

店を囲む二方は山，一方は海，最後の一方が辛うじて街につながっていますが，店の前に人通りはほとんどありません。以前は，背後に総合病院があったようですが，いまでは建物もなくなり，山肌が見えています。このような最悪の立地で，薬局を成功させたのにはどういう秘密があるのでしょうか？薬剤師の坪田氏を訪ねました。

**鈴木▶** こんにちは。地図から想像していましたが，実際に来てみると想像よりも僻地ですね（笑）。トンネルの出口ですし，道はカーブしているし，民家がない・・・（笑）

**坪田▶** そうなんですよ。通りがかりの人なんて，まったくいません。背後に総合病院がまだあった時代に，継承で店を譲ってもらったのですが，その際にはもう廃院は決定していて，これは厳しいだろうと私も思っていました・・・。

**鈴木▶** しかし，あえてここを？

**坪田▶** はい。このような場所でも通ってくれている患者さんがいるし，逆にこの薬局がなくなったら，数は少なくても地域の皆さんは困ると思うのですよね。やるしかありません（笑）

**鈴木▶** いま，来店数は1日にどれぐらいなのですか？

**坪田▶** だいたい30人ぐらいですね。そのほとんどは処方箋を持ってきます。経営的にゆとりがあるわけではありません。しかし，混みあうわけではないので，そこを逆手にとって，患者さん1人ひとりとじっくりと話をしています。この雰囲気を好きになってくれた客がわざわざ通ってくれています。薬局のためにバスに乗ってくる方もいます。

**鈴木▶** そうなるとお客さんのほとんどは顔なじみ？

117

**坪田** はい。ほぼ全員の名前と生活背景はわかっていますね。会社の理念に，「既存の調剤薬局の業態に捉われず皆様を感動させる」とあるので，もう必死ですよ（笑）

**鈴木** その感動させるべき患者の情報をスタッフで共有する仕組みってありますか？

**坪田** 特には用意していないのですが，のんびりした薬局ですから，ドアが開けば全員が患者さんの方を見てあいさつします。服薬指導の様子も聞こえてきますし，スタッフも客も個性が強いので（笑），自然と内容が頭に入っている感じです。

**鈴木** まさに，意識が患者さんの生活の様子の把握に向いているのですね？

**坪田** はい。店内にもOTCだけでなく，生活関連の健康グッズなども販売しています。服薬指導の中で，患者さんの病状や生活に合わせて，提案しています。売上比率は5％程度で高くないのですが，こういう話をしていく中で生活のこまかい困りごとなども聞けるので，深い服薬指導につながっています。

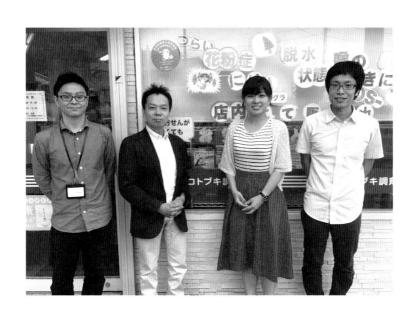

**鈴木** 待合室の真ん中に，座ると目の前の高さに並んでいる商品陳列もいいですね。こうやって，患者の心を掴んでいるのですね？

**坪田** そうですね。待っている間に，ちょっと手にされて，そこからも話題が膨らみます。

そういえば，のぶさん（＝鈴木）の講演を聞いて，患者さんにお薬手帳の活用法を薬剤師が伝えていくという内容に感銘し，こんなシールを作ってみたんですよ。

**鈴木** お？ 初級，中級，上級！ いいですね。どうやって活用するのですか？

**坪田** お薬手帳に貼れるサイズになっています。この初級というシールは，自己管理できそうだな，という患者さんのお薬手帳に貼って，まずは残薬数を書き込んでもらうようにしています。

**鈴木** まさに私が申し上げていることを実践に移してくれたのですね。

**坪田** はい。まだ試行錯誤の面もありますが，一歩先を進む薬局を患者さんにも感じてもらうには役立っています。

**鈴木** 私も，自分の講演や研修がこのように役立っていることを目の当たりにできると嬉しいです。ありがとうございました。

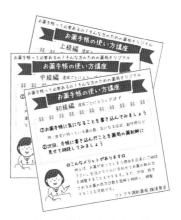

オリジナルで作成したシール

コトブキ調剤薬局横須賀店
住所：神奈川県横須賀市船越町1-12
TEL：046-860-1681

# Memo

# 7

## 診療報酬以外に
## 収益源を確保する

国の制度は常に変わり続ける。ともすれば，それに振り回されていないだろうか？ そもそもとして，経営者として何をやりたかったのだろうか。理念を実現させるためには，広い視野を持って，戦略を遂行してほしい。

## 診療報酬が下がる現実と未来の現実

　診療報酬が改定されるたびに制度は複雑化され，多くの経営者は振り回されていると感じていることでしょう。そのような状況の中，従来の業務内容では少しずつ利益が減りつつあるのではないでしょうか？

　内閣府による資料にも，薬局が増加する現状を踏まえ，以下のような分析結果が明記されています。

　「処方せん発行枚数の増勢は鈍化し，投薬患者数は減少傾向にある。将来，処方せん発行枚数が減少に転じることになると，保険薬局が追加的な出店から得られる増収機会はマクロ的に消失することになる」（出典：調剤・薬剤費の費用構造や動向等に関する分析－調剤技術料の形成過程と薬局機能－，平成29年8月，内閣府政策統括官（経済財政分析担当）；https://www5.cao.go.jp/keizai3/2017/08seisakukadai14-0.pdf）


　これから先も当面は薬局にとって，国の施策は厳しい方針が続きます。よって，薬局が利益を上げるには，国の政策に頼るのではなく，新しいことを組み入れなければならなくなります。

　みなさんの批判を予想しながらも，あえて言います。

　他の業界を含めて，広い視野で薬業界を見ると，これほど安定して利益を確保でき，また国の方針が見える業界が他にあるでしょうか？　私がカフェを経営していたとき，常にトレンドが何かを「自分」で調査し，その中から自店に取り入れるものや逆にあきらめるものを探し，原則としてすべての代金を目の前の客からもらっていたのです。流行りに乗り遅れれば，利益は落ち，店はつぶれます。他店との差別化を図り，常に新しい戦略を自ら考え，実行していかなければ，客はあっという間に他店に流れるのです。


　薬局は，なんと守られて，安泰な業界にいるのでしょうか。多くの客は他業界にいる人たちです。このような目で薬局は見られているのです。他店との差別化をできない薬局は，客からすれば経営者の経営能力に疑問を感じているということです。

　国の制度に振り回されるのが嫌ならば，診療報酬に頼らない仕組みを自分で作ればいいのです。私が経営していたカフェは，コーヒーが100円台で手

123

に入る今の時代に，500円以上で提供していました。もちろん，お客さんから全額を頂戴するのです。そこには，戦略がありました。

　診療報酬が厳しくなる今の時代において，あなたの会社の戦略はなんですか？　次回の改定においては，またもや厳しい条件がいろいろと付加されることでしょう。それを無視できる戦略をあなたが立てればいいのです。自己負担が3割や1割で済む日本においては無理だと多くの経営者が言います。戦略を考える前からあきらめてしまう経営者に，これからの経営は無理でしょう。この先も薬局の経営が厳しくなる方向にしていくと，厚生労働省の担当官が講演の中で公言しているのを私は聞きました。いまの日本に薬局は5万以上ありますが，それを大幅に減らしたい旨を口にしていました。

　健康サポート薬局になればいい，在宅へ方向を変換すればいい，といった話をしているのではありません。あなたの理念に基づいた経営戦略を考え，国の制度云々ではなく，**あなた自身が何をしていくのかを考えてほしいのです**。国の制度の中にあなたの薬局の仕組みを押し込むのではありません。あなたの経営方針に沿った戦略の中で，診療報酬で稼げる部分があれば取っていけばいいという発想が必要だということです。

　今の段階で，利益の大部分を診療報酬に頼っている会社の経営者は危機感を感じるべきです。今後も国の政策変更に振り回され続けるのですか？

　私の知人が経営する薬局では，かかりつけ薬剤師の要件を実質満たしていますが，認定の申請をしないそうです。要件を満たすための仕事になり，しなければならないという発想で業務を遂行することは避けたいということでした。個人的には，取れるものは取ればいいのにと思うのですが，この経営者の方針はある意味，他業界の経営センスを持ち合わせていると思います。きっと，今後の政策がどう変わろうと，生き残る薬局と言えるでしょう。

　診療報酬に頼る経営が難しくなる現実の中で，あなたの薬局の未来はどうありますか？

　それは夢にあふれていますか？

　それをスタッフと分かち合えていますか？

## 迫られている多角経営か売却か

　制度が混とんとしていくこの時代を生き残る薬局に必要な発想は，**多角経営**だと考えています。**診療報酬からの脱却**といってもよいかもしれません。理念を実現させるために必要となる施策を考えれば，自ずと診療報酬の枠組みと違う経営戦略が生まれることでしょう。体力がある今のうちに新しい世界に踏み込むことをお勧めします。そうなければ，薬局を売却するしかないでしょう。多角経営するか，売却するか，いま迫られている経営者も多いでしょう。

　他の業界を考えてみてほしいのです。私が経営していた飲食店では，カフェのスタイルでしたが，普通にフードやドリンクを通しての利益は50％程度でした。残りは，カフェの場所貸し，イベントの企画・運営，講演，新規カフェ立ち上げのコンサルティング，執筆など，とにかく収益源を広げたものです。あなたの周囲に幅広い経営をしているお店はありませんか？ 郵便局へ行けば，単に郵便や貯金だけではなく，お歳暮商品を扱うなどの物販を手掛けています。まさに多角経営と言えます。

　先日お邪魔した薬局では，隣接するカフェも同一会社が経営していました。カフェでは，薬膳を活用し，おいしく，体によさそうな料理を提供しています。メニューには，薬剤師や栄養士が手書きで生薬や薬用価値を見込める食材などの説明も付記しており，それを見ているだけで楽しくなりました。経営者に利益率などを聞くことはできませんでしたが，ランチタイムには待ち客が出るほど繁盛しており，昼下がりには薬局を利用した患者が幾人もカフェでお茶を楽しんでいました。時に，近隣病院に付き添ってきた家族が患者との待ち合わせ場所として使い，その間に調剤薬局側にある物販にも手を出すそうです。

　診療報酬に頼る薬局を何店舗も持つのではありません。他業種に拡大していくのです。他にも，私が知る多角経営の例としては，不動産，レストラン，ホテル，病院，雑貨店，講師，研修企画，ソフト開発などがあります。これらに共通しているのは，多角化により，いまいる客と多面的な関わりが

可能になり，互いをより深く知る相乗効果につながることです。それが結果
として，服薬指導において，その患者の生活に即した実り多い情報提供につ
ながっているのです。

　これまでに，会社としての目指したい社会のあるべき姿，すなわち理念に
ついて述べました。それを実現するのは必ずしも薬局というスタイルだけと
は限らないでしょう？　まだ次の手が打てるいまの段階で，多角的な視点を
持ち，理念実現に向けてすべきことに進むべきです。その方向性が打ち出せ
ないのならば，まだ買い手があるうちに，店舗売却へ動き出すのが望ましい
でしょう。

　患者の私としては，理念も見えないような単なる薬局ならば無くなっても
困らないというのが本音であり，診療報酬に頼っている薬局に興味はわかな
いのです。

　なお，店舗の売却を敗北だと表現する経営者がいますが，私はそう考えて
いません。理念の実現が目標であり，それを達成することが成功，達成を断
念したら敗北なのかもしれません。そう考えれば，薬局の経営者であり続け
ることは手段の1つにすぎず，場合によっては雇われ管理薬剤師や店長でも
十分ですし，そもそも薬を扱わなくてもよいのかもしれません。

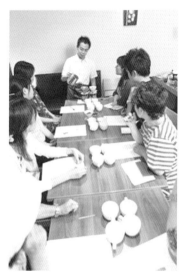

コーヒーセミナーなど多角経営化している
私のカフェ。年間200回のイベントを開催
していた時期もある

# ブランド戦略を推進し，客の記憶に残す

　薬局に必要な発想としては，ブランドを立てるということです。たとえば，大病院の前に並んだ同じような薬局を見て，薬局の名前を憶えていない客はたくさんいます。一方で，他業界に目を移せば，ロゴを見ただけで何の会社かわかるようにブランド戦略に成功している会社もたくさんあります。薬局もしっかりとブランド化を行うべきです。

　たとえば，「ヨドバシカメラ」と言われれば，カメラ専門店ではなく大型電化店を思い出しますよね。きれいなリボンがかかった水色の箱に入った指輪と言われれば，「ティファニー」が思い浮かぶ方も多いのです。

　あなたの身の回りにもブランド化は様々なところで見受けられます。近所のスーパーマーケットのビニール袋，バスの会社ごとのシンボルカラー，コンビニエンスストアのロゴ，和食店の割りばしの入った袋に書かれた店名・・・いずれもブランド化戦略の1つです。これらのブランド戦略は，当然ですが，客の記憶に残し，口コミなどを広めるために行う宣伝とも言えます。

　あなたの薬局では，ブランド戦略として，具体的に何をしていますか？たとえば，薬を入れるビニール袋，薬局の扉に貼られた大きなロゴ，店内に掲示されている薬剤師一覧のボードの色など，ブランド戦略を考えればできることはたくさんあります。

　わかりやすく言えば，お客さんが薬局へ来局されて，写真を撮ってSNSにアップする際，何を写してほしいですか？ あなたの薬局を1枚の写真で表すとしたら，どの角度で何が写りこむのがいいのでしょう。当然ですが，それは隣の薬局とは異なり，その薬局をイメージ付ける・・・ブランド化されたものであるべきです。

　私が代表を務める患医ねっとのロゴは，両手が合わさる感じをイラスト化しています(65ページ参照)。患者と医療者が手をつなぐという意味を込めています。カラーはやさしさを表すためにピンクにしています。ウェブも，講演などで使うパワーポイントや配布資料などでも，このロゴやイメージカラーを用いて，みなさんの記憶に残りやすくしています。

　ある薬局では，店名を想像できるイメージキャラクターを作っています。店内のいたるところにそのイメージキャラクターを目にしますし，イメージ

キャラクターをシールにして薬袋に貼り，自宅でも目に付くようにしている
そうです。私ならば，その薬袋を持参すればさらにシールを貼り，10個集め
たら，お薬手帳カバーをプレゼントなんてことをするかもしれません・・・。

　ビニール袋1つを考えてみても，私には疑問があります。総価値がウン万
円もするような薬を入れる袋が，あの安物のビニールなのですか？　先述し
た指輪の方が安いかもしれませんよ。希望者には堂々とおしゃれな紙袋に入
れてお渡しするような店があってもいいと思うのです。その紙袋を再利用し
てくれたら，それだけで宣伝効果があります。実際に，デパートの紙袋を
取って置き，再利用する方は多いですよね。どうして，デパートの商品はあ
のように単価の高い，一見無駄のような紙袋を使うのかを考えれば，あなた
の店に応用展開できるかもしれません。

　店の顔とも言えるウェブや店頭の看板などはもちろんですが，薬剤師が胸
につけている名札，臨時休業のお知らせを書いたポスターなど，いたる所に
ブランドを活かすことはできるのです。

　看板娘や看板犬という言葉がありますが，まさにそれはブランド化の1つ
と言えるのです。あなたの店でも，スタッフの1人をイメージ薬剤師として
看板娘（看板息子？）にして，あちらこちらに登場させるなどという方法も
面白いかもしれません。

　ブランド戦略を推進するためには，ロゴ，イメージカラーは明確にしてお
き，あちらこちらで使ってほしいと思います。私たち患者からすれば，あな
たの店をもっと記憶に残したいのです。あなたの店を知人に紹介する際に
は，場所で言うのではなく，ロゴやイメージカラーなどを使って説明したい
のです。

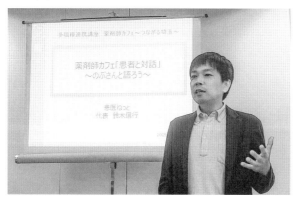

私が講演で投影する画面
や資料にはロゴを入れて
います

## 多角化により客単価を上げる

多角化の目的の１つに客単価を上げることが挙げられます。薬局だけではなく，併設している物販店，飲食店，などを回遊していただき，１人のお客さんからそれぞれの店舗やサービスに対して対価を頂戴するのです。

客からすればワンストップで複数のサービスを得られるという利点があるし，ファンビジネスとしては当たり前の行動です。私の経営していたカフェでも，コーヒー豆やドリップ器具，カップなどの販売をして売り上げの一部にしていました。

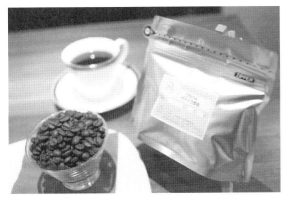

カフェで販売するコーヒー豆やカップの事例

客が喜んで様々な場面でお金を落としたくなるような店を作ればいいのです。処方箋以外の収益源としてはOTCなどが浮かぶと思いますが，**薬という枠を外して多角化を目指す**時代が来ています。

通常，薬局の待合室で待っている客は，時間を喪失しています。さらに，経営的な視点で考えれば収益機会を喪失しています。あなたならば，この時間を使って，客にどのような分野に関心を持ってもらい，収益につなげますか？

私からすれば，この時間があるというのは薬局の強みです。

たとえば，薬局の理念やコンセプトが客にリラックスを提供することならば，落ち着ける空間のカフェを併設し，ゆったりとしたソファでハーブティを飲むことができるようにして，ヒーリング音楽をBGMにするのはいかが

でしょうか？

　さすがに，同じ空間にカフェを併設するのは許認可の問題で難しいかもしれません。それならばドリンクは無料サービス。でも，その際に使う，ハーブティやBGMに使うDVDなどを販売してもよいですよね。もちろん，サービスする際に，その物のリラックス効果などの良さを伝えられるリーフレットなども合わせて，お客さんが喜んで買いたくなる気持ちにさせればよいと思うのです。待ち時間があるからこそ産み出せる収益の機会です。

　他の事例を挙げれば，予約制相談室というのはいかがでしょうか。カウンセリングがそれなりによい代金で対応する時代です。それを考えれば，薬剤師のように専門資格を持つ方がじっくりと話を聞いてくれるという時間に対して，ある程度の代金を払う方はいるのです。もちろん，その前に，薬剤師としての知識や技量を知ってもらうことや，信頼関係を築いていることが必要となりますが。


　**理念に基づく多角経営化には，無限大の可能性がある**のです。これをスタッフが楽しんで取り組めるようにしていくことが経営者に求められているのです。多角化による業務を，残業で余計な仕事と捉えるのではなく，経営理念に基づき，薬剤師やスタッフが当たり前に取り組むことという文化をつくる必要があります。

　この多角化は，まだ，あまり広く行われていませんので，薬剤師，特に転職者には意識や認識がありません。そのため，スタッフの採用時には，この活動を明確に伝え，幅広い業務の可能性を示唆しておく必要があります。一方で，既存の薬局で多角化をしている場合は，事前にスタッフとの十分な調整や説明が必要になります。


　これは，経営者が自らやるものではありません。スタッフが楽しんでやるものです。特に薬剤師にとっては，これが本当の患者の生活支援であり，健康な生活を確保することにつながるものになるのですから。

## 経営者は頭脳の比重を増やす

　多角化に際して必要なのは，薬局のスタッフの中で，経営者の立ち位置を明確にすることです。

　時に，自らが調剤，投薬，事務作業，広報活動，イベント運営など様々な業務をすべてこなす方がいます。そして，休みがないなどと愚痴をこぼし，朝から夜遅くまで働いています。傍から見ていて，辛そうです。楽しそうに見えません。

　本来，経営者は，実務を担当する手足としての役割ではなく，**実務はスタッフへ移譲し，自らは頭脳として機能する姿が健全である**と考えています。

　規模が小さく，診療報酬に基づく業務をやっているだけの業務ならば，経営者が実務をも含め，手足としての動きでもよかったでしょう。しかし，多角化を進めていけば，それでは回らなくなることが予想されます。よって，多角化を進めるにあたっては，規模にもよりますが，担当者を任命，あるいは採用し，相当な権限を委譲し，チームとして多角化を推進していくのが望ましいと思います。

　場合によっては，自社ですべてを行うのではなく，委託事業なども視野に入れてよいかもしれません。

　すべての業務が大好き！という方はそれほどいないでしょう？　得意ではないという業務から少しずつ切り離していき，自分は頭脳としての比重を増やし，最終的にはブレインだけが残るようにしたいものです。

　実際，私が経営する患医ねっとは，薬局とは比較にもならないほど小規模の活動であり，講演や研修，イベントの企画，運営などを行っています。それらのすべての業務を私一人では到底回せません。基本的には私以外のスタッフができる部分は任せています。そして，私は，自分がやりたい研修講師の部分と，ブレインの業務だけを残しています。

　それほど人件費を払えないという経営者もいます。

　本当に，人件費が必要なのでしょうか？

　たとえば，薬局閉店後に行う講座は，自ら活動の場所がほしいという方に

無償で，いや逆に場所代をもらって，委託してしまうという手もあります。もちろん，セキュリティなどの考慮事項はあるものの，「誰かに業務をお願いしたら人件費が発生する」というのは不要な固定概念だと私は考えます。

　インターンといった考え方もあります。

　私がカフェを経営していた際には，将来的にカフェを開業したいという方に手伝いに来てもらっていました。経理を勉強したいという方に確定申告の元資料を作成してもらいました。それらは体験するという価値があるのですから，賃金はお支払いしないことを条件にしていました。

　今も，様々な勉強会やイベントを開催しており，それらはスタッフに企画や運営をお願いしています。そこには賃金としてのやり取りはありません。私たちが行っているイベントは，元から収益が出るものではありませんので，そこでの利益分をスタッフが受け取ることを条件にして関わってもらっています。ですので，参加者が少ないと彼らの利益がないときもあります。

　このように，経営者がすべきは手足としての実務ではありません。理念を具現化するためにできることを考え出し，ブレインとしてスタッフの先導役になることです。

　逆に言えば，いま手足としてほぼ毎日を送ってしまっている経営者は，今後，どのようにして自分の業務をブレインに変えていくのかという発想と行動が求められていると考えます。

　もし，その発想ができないのならば，どうして「雇われ店長」ではいけないのかを今一度考えなおしてほしいのです。

　その理由が，客目線になっていない場合・・・たとえば，自分が一国一城の主になりたい・・・は，申し訳ないのですが，経営者としての資質に疑問を感じるのです。

## スペースの有効活用

　薬局の強みの１つに，すでに場所があることが挙げられます。

　しかし，閉店後や休みの日にシャッターが閉まっているのが当たり前になっていないでしょうか？　まさに，機会損失だと思います。その時間も，家賃は発生しています。もっと有効活用されてはいかがでしょうか？

　いま，私は様々なイベントを開催しています。いつも場所選びや予約に苦労しています。そして，喫茶店やレンタルスペースをお借りして，交流会や研修会などを行っています。よく借りる喫茶店は，鍵もお借りしており，お店の方は誰も立ち会いません。喫茶店としては，閉店時間になにもしなくても場所代が入ってくるのです。さらに，店を宣伝してくれるのです。

　このように薬局が貸してくれるとありがたいのに，と思うのですが，経営者にそもそもそのような発想がないようです。

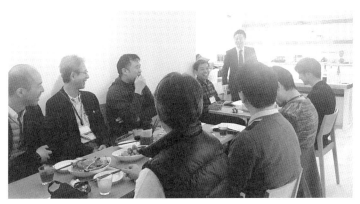

喫茶店を借りて行っている薬剤師向け勉強会の一例

　薬局経営者に借りたいという相談をさせていただいた経験があります。貸せない理由はいろいろと挙げられますが，いずれも解決できると思いました。

　スペースを活用した多角経営として，薬局へ期待するのは「患者会」の支援です。

　私は，二分脊椎症，精巣がんにおいて患者会を運営していた経験がありま

すが，いずれも会合の場所などで苦労しました。患者たち，つまり薬局の
ユーザーの皆さんが集まり，対話する場として，薬局ぐらいの広さはちょう
どいいと思うのです。

　患者会なので，薬剤師が立ち会う必要もありません。患者が複数人集まっ
て，日ごろの情報交換などができればよいのです。薬局としては，ちょっと
お茶でも提供すれば十分ではないでしょうか。

　たとえば，経費作業が必ずあるような月初の土曜日の午後などと決め，
「糖尿病患者会開催」などとしてしまってもよいと考えています。人が集ま
らなければ，薬局の業務に集中すればいいし，誰かが来て少しでも気持ちが
楽になって帰ってくれたら，薬剤師冥利に尽きるように思うのです。

　昨今，病院内で患者会，あるいは患者相談会が開催されるようになってき
ました。しかし，薬局こそが本来の医薬分業のコンセプトにも合った，そう
いう役割を担えると思うのです。

　そもそも，患者会に参加経験のある薬剤師や薬局経営者が少なすぎます。
患者がどのような日常を過ごし，何を不安に感じ，どう自分の身体と向き
合っているのか，という医療者としてベースになる部分を，薬局スタッフな
らば知る必要があるはずで，薬局スペース，空き時間，スタッフの技量，必
要性を鑑みると，今すぐにでも始めてほしいと，強く願っています。

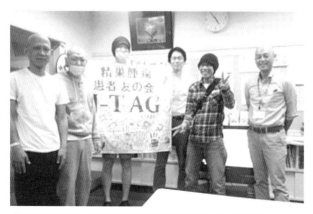

病院内で開催している「精巣腫瘍患者友の会」の様子
（http://j-tag.jp/ より）

## 多角経営の先にはセルフメディケーション社会を

　多角経営の先に目指す社会として「セルフメディケーション」を期待しています。客は，単に何かを与えられるだけではありません。客の意識や行動が変わるほど店やスタッフに魅力があることで，知らず知らずのうちに意識啓発や行動変容につながり，**いつの間にかセルフメディケーションできている社会**が理想です。

　患者が，もっと自分の身体や病気に興味を持ち，自分で手当てするという発想で行動し，健康の概念をしっかりと捉え，薬局や薬剤師をうまく活用できる社会を作りたいと思いませんか？　そのためには，診療報酬に頼るだけの経営では実現できません。

　先日，薬局から私の疾患である甲状腺がんのパンフレットをもらいました。それはそれでよくできていると思います。しかし，私ならば，甲状腺がんの勉強会を開催し，そこに参加した方々を巻き込んで一緒にパンフレットを作るでしょう。実際は薬剤師がネタを提供するのかもしれませんが，患者自身も主体的に参加することで，意識が変わります。

　他にも，待合スペースで使えるようなセルフメディケーションを啓発する動画を幾種類か制作し，それをネットで販売するなども薬局が手軽にできる活動であり，まさに診療報酬以外の収入源を確保することにもつながります。

　ある薬局経営者は，健康にこだわったペンションの経営もしています。自分の身体を見つめなおす場所として使ってもらうことをコンセプトにしており，単なる宿泊場所ではないことから人気があるようです。

　患者の意識を啓発するにはどうすればいいのか？　それをさらに行動の変容につなげるにはどういうことができるのか，スタッフらとともに考えてほしいと思うのです。

## 電子化は数年後の技術

電子お薬手帳や電子カルテの共有化などがホットな話題です。しかし，「技術的にはいつでも導入できるが，一般的になるにはあと数年は必要であろう」と予測しています。

まず，電子お薬手帳について。

患者にとっては，かかりつけ薬剤師がいたとしても，薬局を1つに絞るのは難しいと実感しています。私も，インフルエンザや褥瘡など，移動が厳しい急性疾患の場合はかかりつけ薬局ではなく，クリニックの近隣の薬局で済ませることがあります。よって，すべての薬局で電子お薬手帳の情報の共有化が必須です。電子お薬手帳を見るのに，客のスマートフォンを操作しないとならないのでは意味がありません。薬局内のパソコン端末からも閲覧できるのが最低限必要な条件です。

そう考えると，電子お薬手帳は切磋琢磨が進み，システムの共通化など，システム開発会社の会社を超えた共通情報項目の検討などが進まなければ，実質的な活用には無理があります。そうなるためには，いまあるシステム開発会社の統合や分割なども含め，紆余曲折があることでしょう。

次に，電子カルテについて。

これは，医師を中心とする医療者に対して，調剤薬局の役割がきちんと認識されることが前提となります。いまのように，疑義照会の1つもできないといった実質的に医師と薬局薬剤師の間に上下関係がある限り，医師が主体として使っている電子カルテの情報が薬局に開示されることは期待できません。まずは，薬剤師が，自身の技量に自信を持ち，医師と対等に業務することが必要だと思います。

つまり，電子化に向けた技術ではなく，多職種連携の中での意識の問題だということです。地域で行われるカンファレンスに薬剤師がどれほど参加し，さらには主導権を握ることが大切であり，いま全国規模でその役割を全うできる薬剤師は少ないのです。ただし，少ないながらも，存在していることは確かで，医師の側から積極的に薬局に情報を開示し，意見を求められている薬剤師もいます。そのレベルが広まることが必要です。

## 綾心

### カフェ併設型漢方薬局で女性の強い味方に特化した経営を

名古屋の繁華街，栄。地下鉄の出口から歩いてほどないビルの一角にその漢方薬局とカフェはあります。店主の倉田さんとは創業前にセミナーでご一緒になってからのお付き合いがあります。漢方薬局に併設した漢方薬膳カフェファルマシーはご両親がオリジナルのランチを提供しています。

**鈴木** ご無沙汰しています。お元気ですか？

**倉田** こんにちは。私に子どもが生まれ，復職して間もないので，少しあわただしいんですよ。

**鈴木** そうでしたね。綾心さんのウェブやブログでいつも拝見していました。

**倉田** ありがとうございます。

**鈴木** カフェの方もいつも盛況ですし，ご両親もお孫さんが生まれてますます若返ったんじゃないですか？

**倉田** あはは。そうかもしれませんね。でも，毎日の仕込みは本当に大変そうですけどね。

**鈴木** ここは漢方薬局とカフェの併設のスタイルですが，保健所の許認可などで問題はなかったんですか？

**倉田** お客さんにはわからないかもしれませんが，それぞれに出入口はあるし，中も壁で仕切れるようになっているなど，工夫している点はたくさんあるのです。

**鈴木** あ，本当ですね。でも，カフェがまるで薬局の待合室みたいですね。

**倉田** はい。お待ちいただく間の健康茶はサービスですが，薬局での相談が終わってから，ランチやカフェ利用をしてお帰りになる方も多いんですよ。

鈴木 ▶ カフェを担当されているご両親は，飲食業の経験があった・・・？

倉田 ▶ まさか！ 全然ないですよ。だから，試行錯誤の連続。母は昔から料理が得意でしたが，薬膳の経験はありませんでしたから，自宅の台所が試作料理であふれた時期もあり，本当に苦労しています。父も，当時の仕事を辞めて，登録販売者の資格を取ってくれるなど，感謝しています。

鈴木 ▶ 漢方スクールもいくつかのコースをご用意されているようですね？

倉田 ▶ そうなんです。漢方相談の空き時間を使って，漢方や中医学に興味のある方を対象にして，少人数制のスクールを複数用意しています。このスクールを受講されて漢方薬を始めたり，生活の中に漢方の知恵を取り入れてくださいます。カフェはスクールでも交流会でも様々な使い方に応用できるので，この形態にしてよかったと思っています。育児が落ち着いたら再開させる予定です。

鈴木 ▶ そもそもとして，どうして漢方をメインにした薬局にしようと考えたのですか？

倉田 ▶ 薬食同源は病院薬剤師時代から興味があったのです。そこで，漢方の基礎を学び，未病の段階で，養生のお話ができる薬局を作れたらと思いました。漢方は体質改善が目的ですから，日々の生活の中で

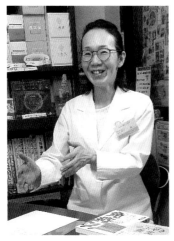

倉田さんとじっくり相談できるスペース

改善のヒントを見つける漢方の魅力に取り憑かれました。

**鈴木** ▶ 漢方薬局の方は予約制なんですか？

**倉田** ▶ はい。基本的に30分ごとに予約枠を作って，事前に予約してもらっています。初めての予約はアナログ的な電話でお願いしています。その時の声の様子やトーンでわかることもたくさんあるので。2回目以降は，LINEで予約や質問も受け付けています。

**鈴木** ▶ そういうところも，倉田さんの魅力の1つかもしれませんね？

**倉田** ▶ そう言ってくれると嬉しいですね。病は気からという言葉がありますが，健全な心であれば健全な体でいられます。まずは，心の健康を取り戻して頂きたいという一心で，私にできることを精一杯していっているだけなのですけどね。

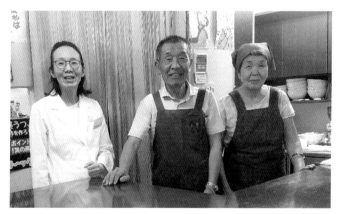

ご両親が活躍しているカフェ部門

漢方薬局綾心　漢方薬膳カフェファルマシー
住所：名古屋市中区栄4-15-23
URL：http://ayagokoro.com/

# Memo

# 8

## 地域に出て薬局・薬剤師の活躍の場を広げる

薬剤師の活躍の場，薬局の可能性は，無限大である。
そのはるか大きな世界に出ているだろうか？ クスリと
いう狭い世界に閉じこもっていないだろうか？「井の
中の蛙大海を知らず」からの脱却はできているだろうか？

## 地域に出るとは？

　薬剤師が薬局から外に出ることで，本当に薬局・薬剤師が活躍できる社会が実現していくことは述べてきました。

　この章では，私が行っている具体的に薬剤師が参加できる活動を紹介します。

　これらは，私が主催しているイベントのなかの一部です。このようなイベントは薬剤師や薬局経営者である皆さんが行うこともできますし，皆さんだからこそ，もっと意義や価値のある地域での活動ができると思うのです。

　本当に地域に出て，持っている技量を最大限に発揮し，多くの方の健康を支える力になってほしいと願っています。

## 医療と福祉を語る会

- **目的**：医療，介護，福祉の分野で働く方による勉強と情報交換の場
- **活動内容**：医療，介護，福祉の分野で働く方をゲストに招き，講演していただき，参加者同士の交流の場をもちます
- **対象**：医療，介護，福祉の分野で働く方が主な対象となりますが，誰でも参加できます
- **具体的な流れ**：① ゲストから講演
　　　　　　　　　② 参加者全員の懇親会
- **活動場所**：東京都文京区にて開催されています
- **活動頻度**：毎月1回
- **参加費**：4000 〜 5000円（懇親会費込）
- **特徴**：① 毎回違う立場の方が講演します
　　　　② 様々な職種の方が集まります
　　　　③ 少人数制ですので，ゆっくりと納得できるまで十分に対話できます
- **URL**：http://www.kan-i.net/kan-i/3-1ifuku.htm

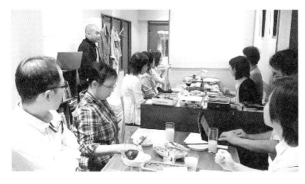

飲食をしながらゲストの話を聞いています。この会では，臨床現場において宗教活動を行っているお坊さんの話を伺いました。

　これまでに，100回以上開催して，多くの学びを得てきました。

　介護，医療の各分野における第一人者から具体的な話を聞けるのは貴重であると言え，視点の違いが明日からの臨床で役立ちます。

　そして，なによりも，他職種とのつながりをもてることで，日々の業務の中で疑問が湧いたときや相談したいときに，気軽に質問できる関係性を築けていることが，力強い薬剤師としての業務につながっています。

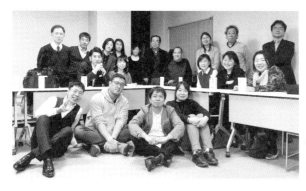

参加人数が多いと予想される際には公民館を借りて開催しています。

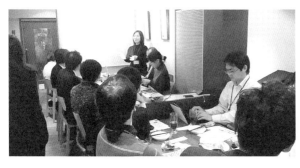

誰もが自分の分野をもって活躍していますので，仕事の内容を聞くだけでも他職種には大きな学びがあります。

# ペイシェントサロン協会

- **目的**：患者協働の医療を目指し，医療への関わり方について，患者と医療者がともに学ぶ場をつくります
- **活動内容**：毎回異なるテーマを設定し，患者，医療者，市民が参加し，対等な立場で対話することで，各々が気づきや学びを得られます
- **対象**：設定しているテーマに興味がある方ならば誰でも参加できます
- **具体的な流れ**：①自己紹介を兼ねてテーマに対する意見や思いを発言
  - ②テーマに対して各自の意見，経験，感想などを付箋に書き出す
  - ③付箋を模造紙に貼りだし，グループ分け
  - ④各自の気づきや学びを明確化し，共有
- **活動場所**：現在は，全国8か所にて開催されています
- **活動頻度**：各ペイシェントサロンで異なります。毎月1回〜半年1回
- **参加費**：各ペイシェントサロンで異なります。1000円〜1800円
- **特徴**：①参加者全員が，職務や職位，立場に関係なく対等です
  - ②講座を受講し養成された「ペイシェントサロンファシリテーター」が主催します
  - ③テーマは，「病院の選び方」「痛みとの付き合い方」など，医療や介護に関することが多いです
- **URL**：https://patientsalon.wixsite.com/patientsalon

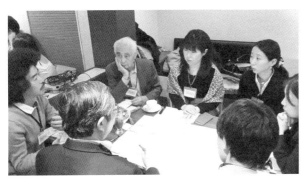

あるテーマに関連し参加した7名が，各自の経験などをもとに意見などを模造紙に貼るとともに情報を共有しています。この7名は，医師，薬剤師，理学療法士，看護学生，患者，市民の様々な立場の方です。

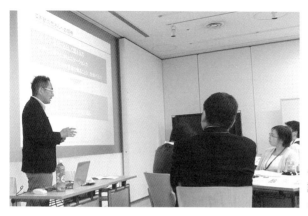

ゲストにお越しいただき
話題提供していただくこ
ともあります。

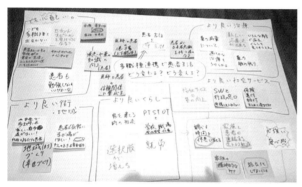

この輪のなかに，ペイシェ
ントサロンファシリテー
ターがおり，全員から広く
情報が提示されるよう参加
者の発言を促しています。
出された情報は模造紙の中
にまとめられていきます。

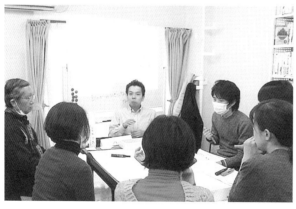

ペイシェントサロン協会
では，この手法を学ぶ機
会として，ペイシェント
サロンファシリテーター
養成講座を開講し，幅広
く各地へ展開しようとし
ています。

# ペイシェントボイスカフェ

- **目的**：患者との対話を通して薬剤師の価値を高めます
- **活動内容**：患者をゲストに招き，自身の病気の説明，薬剤師との印象深いかかわりの経験，薬剤師への期待などを話してもらうとともに，薬剤師同士の交流の場をもちます
- **対象**：薬剤師，薬学生が主な対象となりますが，誰でも参加できます
- **具体的な流れ**：①患者の立場のゲストから講演
　　　　　　　　　②患者との対話
　　　　　　　　　③参加者全員の懇親会
　　　　　　　　　④各自の気づきや学びを明確化し，共有
- **活動場所**：東京都文京区にて開催されています
- **活動頻度**：毎月1回
- **参加費**：4000 〜 5000円（懇親会費込）
- **特徴**：①毎回違う疾患を持った患者が参加します
　　　　　②少人数で開催するので，深い話を共有できます
　　　　　③患者の生活の様子や実体験を率直に聞けます
　　　　　④やる気ある薬剤師同士が出会えることで，日々の業務への活性化が望めます
- **URL**：http://www.kan-i.net/pvc/

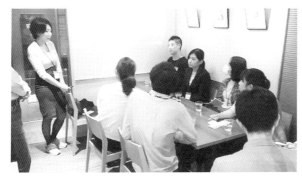

写真では，がんの罹患経験者である女性（立っている方）にお話をいただいています。聞いているのは，薬剤師，薬学生です。

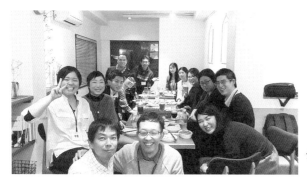

少人数なので十分にゲストとも話せます。

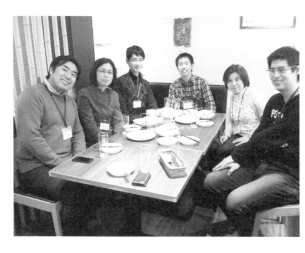

懇親会では，かなり打ち解けており，本音がますます共有できる時間となっています。

　開催後のアンケートでは，かなり深く患者の闘病の様子や薬剤師への期待，さらには患者の視点からの薬剤師との関わった印象深い経験談などを伺うことができています。

　実際に，臨床において，言動が変わる薬剤師も少なくありません。

　なお，患医ねっとでは，このような場でお話しできる患者の方の紹介もしています。現在，2か所において，患者を活用した定期的な医療者向けの研修事業が進んでいます。

## おわりに

### 本書を書こうと思った理由

2019年，市民向けに『医者・病院・薬局 失敗しない選び方・考え方―病気でも「健康」に生きるために』（さくら舎）という本を上梓しました。また，現在は，読売新聞のウェブサイト「ヨミドクター」に「のぶさんのペイシェントカフェ」を連載しています。

大きな特徴は，薬局を市民・患者が，選び，活用できるように，相当の文量を割いていることです。市民・患者がもっと薬局・薬剤師とうまく付き合い，よりよく医療を活用してほしいと願い，実例などを掲載しました。

それらの活動に対し，複数の薬局経営者から言われたのが，私が書いている薬局・薬剤師の活用法は理想であるが，現実は全く追い付いていけないという現状でした。

異口同音に，薬局・薬剤師は変わらなければならないのはわかっているが，どうしていいかがわからない。薬剤師向けの研修も多いが，結局は診療報酬に絡むものや薬効や投薬に限られ，抜本から薬局の存在価値や使命を考えるきっかけすらないと。

そこで，薬局・薬剤師がこれからの行き先を明るく照らす，灯台の役割を担える「何か」が必要なのだと考えました。

幸いにも，私は多くの薬局を訪問し，灯台の光の先にある薬局経営者を幾人か存じ上げていましたし，自身が飲食店を経営していた経験もあります。また，かかりつけ薬剤師との良好な関係性を築けています。

これらをまとめ，みなさんの灯台の役割になりたい。

灯台の先にある明るい薬局業界。

それが実現できたら，私たち患者にとって，どれほど心強く，勇気の持てる医療環境になることだろうか。とてもワクワクするのです。

## 本書の特徴

できるだけ実例を挙げました。

すでに先を行く，つまり対物から対人への変革ができている薬局・薬剤師は大勢います（割合で言えば少ないと思いますが・・・）。

いまは，もう概念を話している段階ではありません。大きな波はすでに押し寄せており，今すぐにでも薬局・薬剤師の業務を大幅に変革しなければ，市民から不要の烙印を押される寸前です。

だからこそ，今日から使える小さな事例もたくさん盛り込みました。

「ウチでも使えるな」と感じたことは，いまやればいいのです。取り入れてほしいのです。

いま，薬局・薬剤師に必要なのは意識変容の段階ではなく，すでに行動変容を即座に行い，市民・患者に「薬局は変わったね」と感じ取ってもらう必要があります。必要なのは，「自分が変わった」ではなく，「変わったと感じ取ってもらう」なのです。

いくつかの薬局のご協力を得て，先駆的な取り組みをしており，他の薬局とは違うと感じてもらえている薬局を取材させていただきました。いかがだったでしょうか？

## 謝辞

本書を上梓するにあたり，お忙しい中に時間を作って取材にご協力いただいた　鶴原伸尚氏，溝呂木俊介氏，吉田聡氏，小嶋夕希子氏，竹中孝行氏，坪田留央依氏，倉田綾子氏に，お礼申し上げます。

また，本書の提案に対し，力強くご支援いただいた薬事日報社小山大輔氏には深く感謝申し上げます。

さらにいえば，本書を手に取り，いま薬局を変えていこうとされているあなたにも感謝申し上げます。

**客に選ばれる薬局づくり** 地域で活躍する"次世代薬剤師"へのエール

2020年 1月20日 第1刷発行

著　者　鈴木　信行

発　行　株式会社 薬事日報社
　　　　　〒101-8648 東京都千代田区神田和泉町1番地
　　　　　電話　03-3862-2141（代表）
　　　　　URL　http://www.yakuji.co.jp/

組版・印刷　クニメディア株式会社

© 2020 Nobuyuki Suzuki　ISBN 978-4-8408-1514-7